VOTRE CERVEAU VOUS FAIT-IL GROSSIR ?

9 clés psychocorporelles pour votre poids idéal

Christine Sarah Carstensen

Le Souffle d'Or
5 allée du Torrent
05000 Gap
www.souffledor.fr

Illustration couverture : Marie Loiseau
Dessins : Christophe Lacou
Photocomposition : A' Prim / Serres (05)
Impression et façonnage : Dumas-Titoulet / St-Etienne (42)

Dépôt légal : septembre 2006
ISBN 2 84058 275 5

Le Souffle d'Or
5 allée du Torrent
05000 Gap
www.souffledor.fr

Table des matières

B. La motivation Minceur

C. La navigation Minceur

D. Ils l'ont fait, pourquoi pas vous ?

À mon chevalier d'amour, Matho Mathlouthi,
qui m'a apporté ses trésors d'infinie tendresse,
sa touche d'humour
et ses précieuses connaissances médicales

Introduction

« Le chocolat plonge des êtres par ailleurs normaux dans d'étranges états extatiques. »
John West

Pourquoi, malgré quantité d'efforts, les kilos reviennent-ils toujours ? Justement parce qu'il y a trop d'efforts, de contraintes, de restrictions... et peu de place laissée au plaisir. Justement parce qu'il y a une maîtrise presque surhumaine qui entraîne nécessairement un relâchement, voire une débâcle après un certain temps. Commence alors le cycle infernal du yoyo... Et notre cerveau n'aime pas, mais pas du tout la contrainte extrême, la restriction et la monotonie. Il aime le plaisir, la variété et la flexibilité. C'est une surprise ? Pas vraiment. C'est pourquoi un régime alimentaire fonctionne pendant une période plus ou moins longue, puis est abandonné au profit d'un autre plus original, plus équilibré ou pire, plus à la mode.

L'alimentation est un paramètre incontournable à inclure dans le cadre de l'amincissement, mais ce n'est pas le seul. Alors quoi d'autre ? Comprendre les causes du surpoids, c'est déjà un progrès indispensable. Beaucoup de femmes – et d'hommes – mangent quand elles sont stressées. C'est vrai. Elles le comprennent parfaitement avec leur intellect. Cela n'empêche pas la compulsion vers les chips ou la ruée sur les friandises. Il faut aller plus loin et savoir *de quel stress il s'agit*, savoir par quel phénomène il a été déclenché.

Stress au travail ? Ai-je eu du mal à m'imposer face à mon responsable hiérarchique ou mes collègues, ou au contraire m'a-t-on laissé toutes les responsabilités à assumer, moi la femme « forte » ? Stress par les paroles d'une amie qui ont ravivé la douleur d'être seule depuis quelques mois ? Stress avec mon mari ? Y a-t-il eu des cris, des actes d'autorité ou me suis-je sentie délaissée parce que tous les hommes de la maison, mari et fils, sont partis à leurs activités sportives favorites comme tous les dimanches ?

La prise de poids n'est pas due au hasard. Imaginez que le cerveau ait enregistré dans le passé (*in utero*, bébé, enfant, adolescent ou adulte) un *choc émotionnel*, pas forcément vécu comme violent, mais plutôt marquant comme une onde électrique qui laisse une forte *empreinte* en nous, à notre insu. Pour palier ce choc, le cerveau lance en réserve un programme de protection « surpoids ». Lorsqu'il identifiera le même choc émotionnel des mois ou des années plus tard, c'est-à-dire un *événement-bis* apparemment différent mais que la personne ressentira de la même manière, avec la même intensité, le programme gardé en réserve entrera dans sa phase active. Il déclenchera une envie de nourriture surdimensionnée, souvent compulsive, qui aura inévitablement pour conséquence la prise de poids. Ce cercle infernal peut-il être enrayé ? Oui, après avoir déniché l'événement-bis ou les événéments-bis qui comportent une structure sous-jacente identique à l'événement d'origine, ce dernier surgit alors dans toute sa précision et il envoie un choc émotionnel en retour au cerveau perceptible comme le chatouillis d'une onde électrique. Une fois l'événement et le choc d'origine démasqués, le programme de protection surpoids n'a plus lieu d'être. Son action n'a plus de sens. Le cerveau désactive ce programme et ses applications directes sur le désordre alimentaire. Une tension ancienne se libère.

D'ailleurs, quelque temps après cette expérience, les femmes emploient souvent les expressions : « Je me sens plus légère, je suis comme délestée... ».

J'ai appelé ces chocs émotionnels, *les 9 clés du portail Minceur* car lorsque la ou les bonnes clés sont trouvées, elles enclenchent le processus de perte de poids pour un résultat durable et ouvrent la porte vers la minceur. Ces clés seront dévoilées, expliquées avec des exemples de ma pratique au chapitre 2. Ces 9 clés suivent la logique du cerveau archaïque dont les grandes lignes sont indiquées au chapitre 1.

Pour compléter notre enquête sur les éléments responsables du surpoids, nous tournerons notre regard du côté de *l'atmosphère autour de la procréation, la naissance et les très jeunes années de l'enfant* : *l'empreinte du projet parental* (Chapitre 3). Quel(s) projet(s) avaient les parents ? Dans quelle ambiance, dans quel contexte vivaient-ils ? Étaient-ils dans une période prospère de sécurité ou démunis ? Le père a-t-il dû renoncer à un projet important ? Était-il en pleine expansion ? La mère a-t-elle eu peur d'être délaissée ou nageait-elle dans un bain d'amour ? Ont-ils vécu un deuil important, une maladie, un accident ? Pour être encore plus précis dans notre enquête, nous n'oublierons pas *nos aïeux* (Chapitre 4) qui ont peut être vécu des événements encore bien actifs, inconsciemment, des générations plus tard ! Les grands-parents ont-ils émigré ? Ont-il laissé derrière eux un pays pauvre ou en guerre, une famille, une fratrie ? Ont-ils dû se faire une place, s'imposer dans le pays d'adoption ? Y a-t-il eu d'autres cas de surpoids ?

Après l'alimentation et les 9 clés du portail Minceur, un troisième paramètre assure la cohérence et le succès de la méthode : la *motivation et la mise en œuvre des moyens* par *la relaxation* (Chapitre 6) pour retrouver une respiration apaisante et par *des techniques mentales* simples – dont la PNL[1] –

1. PNL (Programmation neuro-linguistique) : méthodologie visant à une meilleure relation à soi-même et aux autres par des techniques cognitivo-comportementales.

pour adopter sans efforts inutiles un processus de changement. Les outils simples et concrets des techniques mentales et cognitivo-comportementales offrent le passeport de la réussite (Chapitre 5) et aident à :

- sentir la motivation profonde indispensable pour atteindre son poids de forme et le maintenir durablement dans le plaisir,
- lever les freins « cachés » qui ralentissent la motivation,
- reconquérir l'estime de soi et apprendre à s'affirmer,
- faire le deuil de son ancienne apparence,
- se projeter dans sa nouvelle silhouette et en ressentir le bien-être,
- dédiaboliser les aliments « signal rouge », source de compulsion.

Après la mise en route de la motivation, la *navigation Minceur* vous propose d'utiliser une *Boussole alimentaire* pour ne pas perdre le Nord et de redécouvrir les subtilités d'un sens capital : le goût (Chapitres 7 à 10).

Afin de rendre vivants et concrets les propos de ce livre, des *histoires de vie* vous seront racontées avec les clés du surpoids et le fil de chaque expérience (Chapitre 11). Elles mettent en lumière les clés du portail Minceur. Même s'il n'est pas développé dans ces exemples, le travail sur le comportement alimentaire, sur les émotions, sur les perceptions du corps et sur l'estime de soi est très présent dans les séances individuelles.

Si, au cours de votre lecture, vous sentez que ce livre est interactif, si vous découvrez une ou des résonances avec votre propre histoire, alors cette démarche est en accord avec vous. Et pour vous remercier de votre esprit en éveil, j'ai illustré les 9 clés qui ouvrent les portes de la minceur par le thème de 9 contes merveilleux et leurs exercices d'application pratique (Chapitre 12). C'est une chance de plus pour réussir votre amincissement avec une touche de poésie, de plaisir et d'efficacité.

Pour que ce livre vous apporte un bénéfice optimal, ne perdez pas de vue que le premier pas vers une perte de poids durable se fonde sur un ressenti et une motivation intérieure (se sentir en équilibre dans son corps et dans sa tête, l'harmonie « body-mind » décrite par les Nord-Américains) plus que sur la contrainte d'une pression extérieure véhiculée par une image ultra idéalisée du corps svelte et toujours jeune. En effet, la mode et la publicité transmettent un message visuel de corps masculins minces et musclés et de silhouettes féminines quasi parfaites, souvent plus que minces – certaines frôlent la maigreur – en accolant un slogan de bonheur, de réussite, de forme, de jeunesse, de beauté et de séduction. Comme si toutes ces valeurs positives ne pouvaient être atteintes qu'*à condition* d'avoir un poids correspondant aux normes drastiques de notre civilisation de l'image ! Même si l'apparence est importante dans la vie en société et qu'elle mérite d'être prise en compte comme un hommage à soi-même, elle n'est pas le seul paramètre favorisant une vie épanouie. Entrer dans ce jeu manichéen, c'est croire – consciemment ou non – que la réussite et le bien-être étant réservés à une silhouette aux normes pondérales « socialement correctes » (c'est-à-dire souvent en sous-alimentation), si je suis « hors normes », je n'ai pas le droit à la réussite et au bien-être. Il s'ensuit un schéma cognitif désastreux et destructeur qui induit un processus d'échec et de dévalorisation. Il est vraiment important de prendre conscience de cette pression omniprésente qui nous influence plus ou moins, et de prendre du recul. Après tout, ce n'est qu'un point de vue. À moins que votre projet soit de devenir top model dans six mois, détendez-vous par rapport à votre objectif Minceur. Sachez fixer votre poids idéal – et néanmoins réaliste – selon votre morphologie, votre âge, votre santé, votre baromètre interne de sensations pour que votre image et votre « confort corporel » soient au diapason.

Plus vite vous arrêterez de vous faire du mal avec des efforts surdimensionnés, plus vite vous intégrerez votre amincissement durable à votre mode de vie. Anticipez votre réussite et disposez-vous à un état d'esprit de *plaisir et de convivialité,* comme un explorateur qui part à la découverte de nouveaux territoires : nouvelles saveurs, nouvelles approches alimentaires, nouvelles perspectives, nouvelle relation à vous-même, à votre corps et aux autres. Pratiquez les changements *pas à pas,* semaine après semaine, pour pérenniser vos résultats. N'y a-t-il pas de quoi se réjouir ?

Ce livre ne propose pas de miracle, simplement du sens et même du bon sens !

A. LE DÉCLIC MINCEUR

Chapitre 1.

Votre cerveau vous fait-il grossir ?

« Rien n'est plus parlant qu'une métaphore : quand la parole se tait, les images fleurissent et la magie opère. »

Un conteur anonyme

Et si on commençait par une histoire...

Il était une fois un petit village tout neuf que ses habitants venaient de construire au bord de la forêt, près d'un lac bleu saphir. Son nom était Okaou. Le chef de village le dirigeait avec soin afin qu'il prospère, s'agrandisse et qu'il échange avec les autres villages alentour sans rompre l'équilibre établi. Les chasseurs chassaient, les cueilleurs cueillaient, les pêcheurs pêchaient.

Or un jour d'entre les jours, Okaou reçut un choc terrible. Du plus petit recoin du village, on pouvait entendre un charivari infernal : cris, rugissements et grondements

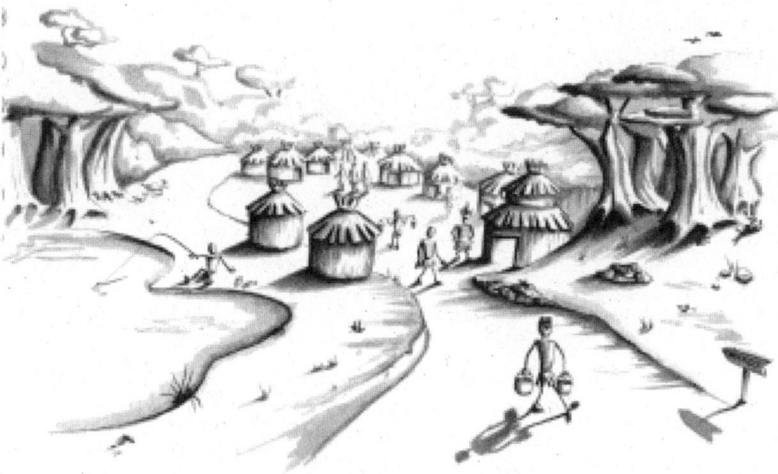

Étape 1 : La vie s'écoule paisiblement à Okaou

s'approchaient. C'était une tribu d'ogres qui cherchaient à manger. Ils fouillèrent la forêt pour dénicher tout gibier à poil et à plume, ils secouèrent les arbres pour engloutir les fruits mûrs et burent l'eau du lac pour avaler les poissons. Repus, les ogres passèrent leur chemin, ne prêtant même pas attention aux villages qu'ils rencontraient sur leur route. Les cris, rugissements et grondements s'estompèrent. À Okaou, chacun était tapi dans sa maison. Sous la houlette du chef de village, tous se remirent à l'ouvrage : les chasseurs à la chasse, les cueilleurs à la cueillette et les pêcheurs à la pêche. Le soir venu, autour du feu, le chef de village réunit tous les villageois pour compter les vivres qui avaient échappé aux ogres : les chasseurs n'avaient trouvé que quelques lapereaux et perdreaux terrés dans les buissons, les cueilleurs n'avaient récolté que quelques fruits encore verts et les pêcheurs n'avaient débusqué que quelques minuscules poissons cachés derrière les algues. La récolte était maigre, très maigre. La pénurie dura plus de six lunes, le temps que la nature se régénère. Chacun dut se restreindre,

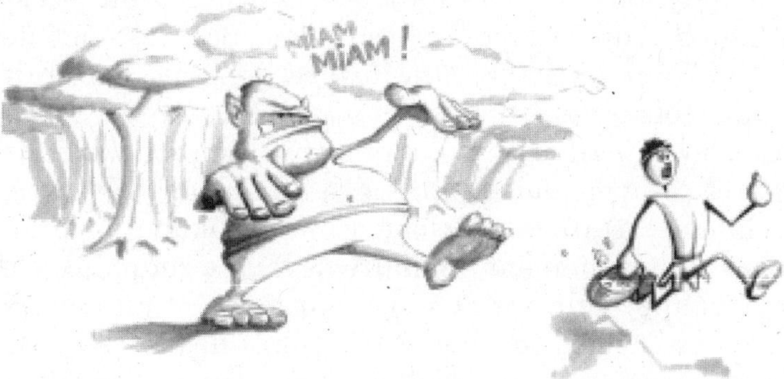

Étape 2 : Choc n° 1. Les ogres arrivent : alerte rouge !

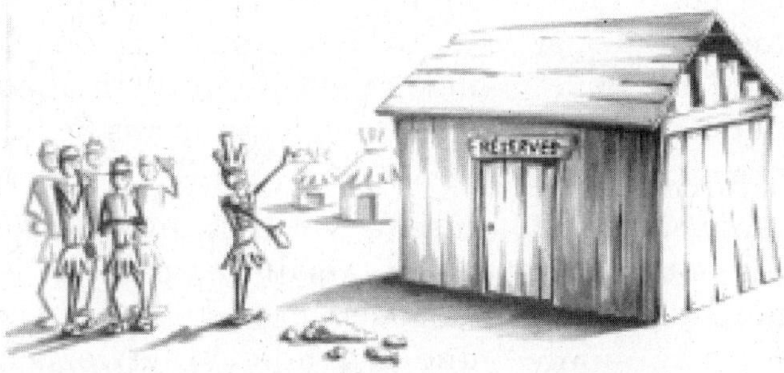

Alerte rouge ! Le chef du village réunit son conseil Le programme de survie (peur de la pénurie) s'enclenche : " Fabriquer des réserves "

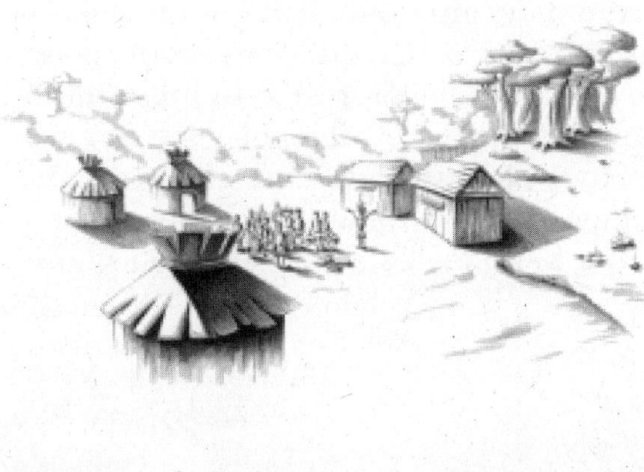

" N'oubliez pas cet événement ! La construction de maisons de bois nous permettra d'engranger viandes, fruits et poissons séchés. Pour *le cas où...* "

réduire ses portions et se remettre de son émotion. C'est alors que le chef du village eut une idée. Son instinct de survie parla. Pour anticiper une future pénurie, il réunit tous les villageois et leur dit : « Vous avez tous été très courageux. Le choc fut rude, je veux que vous l'inscriviez dans vos mémoires. Je vais vous apprendre à faire des réserves, à sécher viandes, fruits et poissons afin que Okaou ne manque de rien si un événement similaire devait se reproduire ». Les villageois applaudirent et se mirent aussitôt au travail pour apprendre l'art du séchage. Ils bâtirent des maisons de bois pour conserver viandes, fruits et poissons séchés. *Pour le cas où...*

Au fil du temps, tous les villageois petits et grands avaient pris l'habitude de manger un peu plus, un tout petit peu plus : une bouchée de poisson frais supplémentaire, une lamelle de viande séchée et encore un fruit chauffé par le soleil puis un autre séché dans les maisons de bois. Juste *pour le cas où...*

Au bout de 325 lunes (environ 25 ans), personne ne savait plus pourquoi le village faisait des provisions. Il n'y avait guère que les anciens pour parler des ogres, accrochés à leur mémoire comme une légende. Mais les chasseurs, les cueilleurs et les pêcheurs continuaient d'engranger dans les maisons de bois. La vie s'écoulait tranquillement. Or un jour d'entre les jours, Okaou reçut un nouveau choc terrible. Du plus petit recoin du village, on pouvait entendre un charivari infernal : cris, rugissements et grondements s'approchaient. C'était une tribu de géants qui cherchaient à manger. Mais, comme vous le savez, les géants sont moins gourmands que les ogres. À peine prélevèrent-ils du gibier dans la forêt, des fruits dans les arbres et des poissons dans le lac, puis ils passèrent leur chemin. Les cris, rugissements et grondements s'estompèrent. À Okaou, chacun était sous le choc qui réveillait une peur mêlée à une émotion vieille de 325 lunes et plus.

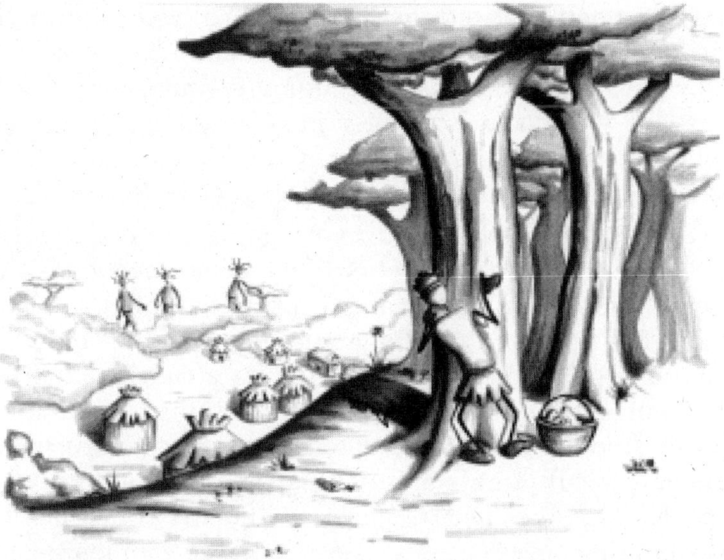

Étape 3 : Choc n° 2. Quelques 325 lunes après, les géants arrivent. Les géants approchent du village...

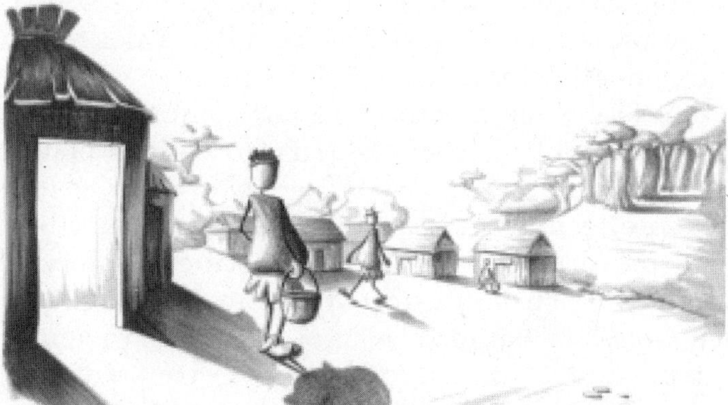

Après ce 2e choc, les villageois construisent encore plus de maisons de bois, font davantage de réserves et mangent encore et encore...

Animé par son instinct de survie, à la limite de la panique, le chef de village commanda à ses chasseurs, ses cueilleurs et ses pêcheurs de décupler les provisions. Il incita tous les villageois à manger plus de viandes, de fruits et de poissons frais, plus de viandes, de fruits et de poissons séchés afin qu'ils deviennent plus forts, *pour le cas où...*

Chacun prit de l'ampleur, du volume et du poids, *pour le cas où...* Les chasseurs, les cueilleurs et les pêcheurs bougeaient un peu moins, s'alourdissaient un peu plus. Jusqu'au jour où le fils du chef du village succéda à son père défunt. Il trouvait que Okaou s'assoupissait. La situation le préoccupait. Toute cette nourriture engrangée dans les maisons de bois et stockée dans les corps, mais pourquoi au juste ? Le village avait-il jamais été attaqué ? Non. Juste un vieux souvenir, la légende racontée par les anciens sur la pénurie amenée par les ogres, puis la peur générée par les géants. C'est là que tout avait vraiment commencé.

Devant tous les villageois, il prit la parole : « Je suis heureux de continuer l'œuvre de mon père qui a fait prospérer Okaou. Sur un point seulement, je ne le suivrai pas : les provisions engrangées dans les maisons de bois sont trop importantes par rapport à nos besoins. Il y a des viandes, des fruits et des poissons séchés qui finissent par pourrir même si vous avez augmenté votre consommation ». Il entendit marmonner. Il poursuivit : « Trouvez-vous juste que nos stocks en surplus pourrissent ? ». « Non » dirent les villageois. « Quelle crainte se cache derrière ? ». Silence. « Qu'avez-vous vécu de si terrible qui justifie ces stocks disproportionnés ? ». Un murmure parcourut le village : la légende des ogres, la pénurie, les géants. Tout revenait en mémoire d'un seul coup. Oui, c'était ça ! Cette peur inexpliquée de manquer : *pour le cas où...* comme disaient les anciens et aussi les plus jeunes.

Un frisson d'émotion secoua d'un même mouvement les épaules des villageois comme un seul corps. Dans les maisons de bois, dès le lendemain, on tria les denrées pourries

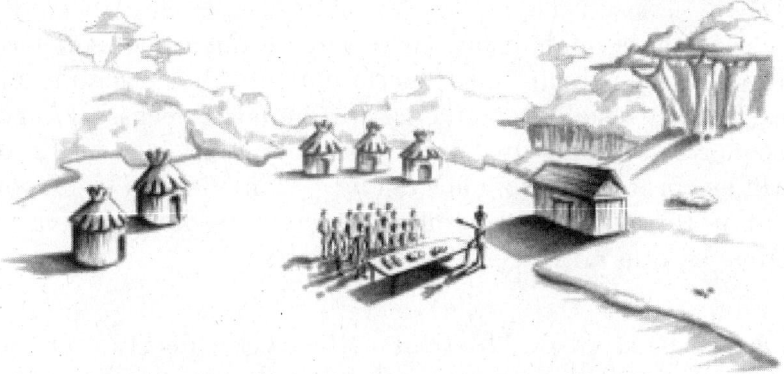

Étape 4 : Le village se libère du choc provoqué par les ogres et les géants

Le nouveau chef du village (le fils) désamorce la peur de la pénurie. Les villageois apprennent à savourer les aliments. Peu à peu ils retrouvent leur silhouette...

et les denrées consommables. Le jeune chef de village organisa un repas où il encouragea les villageois à goûter viandes, fruits et poissons avec délice, comme si c'était la première fois. En même temps que les stocks se régulèrent, Okaou redécouvrit avec plaisir des saveurs depuis longtemps oubliées.

Tel que réagit le chef de village, ainsi réagit notre cerveau.

Tel que réagit le village, ainsi réagit notre corps.

Le cerveau : un maître d'œuvre parfois en surstress

La prise de poids n'est pas le fait du hasard. Regarder de plus près les principes de fonctionnement du cerveau archaïque fournit les éléments de compréhension nécessaires pour accéder aux 9 clés du Portail Minceur (chapitre 2). Le terrain est prêt à recevoir le « déclic ». Considérons le surpoids comme un dysfonctionnement et écoutons dans les grandes lignes ce que notre cerveau veut nous dire.

Au croisement de l'histoire collective et de l'histoire personnelle, le cerveau peut nous faire grossir car il raisonne en terme de survie de l'espèce et de l'individu. Pour le cerveau archaïque, survie se traduit par réserves (de graisses) dans le corps et donc surpoids. Il ne connaît pas la mode récente de la minceur ! À travers l'histoire de l'humanité, l'espèce humaine a appris à stocker des graisses pour survivre en cas de famine, de guerre, de périodes de sous-alimentations. Nous avons tous ce programme dans notre patrimoine génétique, cependant nous ne sommes pas tous en surpoids. Mais quand l'histoire personnelle s'en mêle, elle peut venir renforcer ce programme collectif inné.

Le cerveau est un maître d'œuvre exceptionnel capable d'enregistrer et d'émettre des informations, d'envoyer des ordres d'action au corps. Mais parfois, il se trouve débordé. C'est la somatisation, le cri du corps quand les mots sont étouffés. Ce phénomène entraîne un dysfonctionnement de notre terrain biologique. Que s'est-il passé ?

Lorsque le cerveau enregistre un choc psychologique-émotionnel (secousse émotionnelle forte, désagrément, déstabilisation, etc.) qu'il ne sait pas gérer, il est en surstress. Que fait-il ? Il transpose ce conflit psychologique au niveau du corps qu'il traduit par son équivalent exact en conflit biologique. En quelque sorte, il se débarrasse de la gestion du problème et délègue ses responsabilités. En tant que cerveau *archaïque,* il envoie un *programme* au corps dans un objectif de survie. Cela peut être une bombe à retardement. Par exemple, si un enfant entend des reproches incessants de la part de ses parents, avec cris et disputes, avec un *ressenti* si fort émotionnellement et psychologiquement que le cerveau ne peut plus le gérer, ce dernier va envoyer au corps une « programmation surpoids », c'est-à-dire – dans une logique archaïque au niveau biologique – un programme de survie. Dans ce cas, la survie c'est la *protection.* Comment se protège-t-on d'un point de vue biologique ? En fabriquant des coussinets de graisse (augmentation du tissu adipeux) entre l'extérieur vécu comme agressif et soi-même. Ainsi le dysfonctionnement (ici le surpoids et, dans d'autres cas, la maladie) est la solution idéale pour apaiser le conflit psychologique (se protéger d'un environnement extérieur agressif) ingérable par le cerveau. Le cerveau archaïque, en effet, fonctionne en terme biologique de survie, c'est-à-dire qu'il envoie toujours une solution biologique de survie au niveau cellulaire, organique ou tissulaire, traduction exacte du choc psychologique et émotionnel *ressenti.*

Ce qui est important pour la personne (fœtus, bébé, enfant, adolescent, adulte), c'est beaucoup plus son *ressenti* de l'événement (l'empreinte du choc psychologique et émotionnel) que l'événement objectif lui-même. Un événement peut être vécu à des degrés d'intensité très différents selon les individus. Si la séparation avec un conjoint est vécue comme une *perte* ou un *abandon*, c'est-à-dire un choc à forte densité émotionnelle, il peut y avoir dysfonctionnement par le surpoids par exemple, surtout si le cerveau connaît déjà ce programme. Si la séparation est vécue comme une libération ou une nouvelle étape de vie, il n'y a pas conflit psychologique donc pas de traduction biologique en dysfonctionnement.

De la programmation au déclenchement : une bombe à retardement

Reprenons l'exemple de l'enfant qui entend les reproches violents de la bouche de ses parents, ce qu'il *ressent* comme une agression. Le cerveau, en surstress, engramme en réserve une « programmation surpoids » de *protection*. Il écrit le programme en quelque sorte. Souvent le choc n'est pas encore suffisamment intense pour déclencher le programme qui est mis en réserve. Celui-ci est déjà prêt « pour le cas où ». À quel moment se déclenche-t-il précisément ? Il se déclenche comme une bombe à retardement, lorsque le cerveau détectera au cours de la vie une situation que la personne *ressent de la même façon* que l'événement-choc initial. C'est *l'événement-bis* qui peut être objectivement différent mais analogiquement identique pour le cerveau. Cela signifie que la personne le vit avec la même intensité et lui prête les mêmes couleurs. Le cerveau recherche dans sa bibliothèque si le programme est déjà connu et, s'il le trouve, il le déclenche aussitôt. Pour un enfant dont le cerveau a programmé la *protection surpoids* contre l'agressivité, celui-ci pourra activer le programme des années plus tard – avec prise de poids – à l'occasion d'un événement-bis contenant une agressivité *ressentie* avec la même densité que l'événement du choc initial. Par exemple, la personne adulte *ressent* les remarques violentes de son supérieur hiérarchique comme des reproches violents au cours d'une divergence de points de vue. Le cerveau archaïque en surstress retrouve dans sa bibliothèque – souvent sans que le sujet s'en aperçoive – les impressions identiques au choc émotionnel initial. Il recherche le programme créé antérieurement et envoie l'ordre de *protection-surpoids* au corps. La personne va commencer à avoir des compulsions alimentaires et à grossir. C'est bien sûr une compensation à ce stress, ce que disent souvent les personnes. Il est indispensable de savoir de *quel stress* il s'agit pour « remonter le temps » jusqu'au stress d'origine et son déclencheur pour le travailler. Ce surstress est détecté en laissant parler la personne sur son histoire et/ou en utilisant un carnet de bord où sont mentionnées les crises, à quel moment elles surgissent, dans quel état émotionnel...

Réel, symbolique ou imaginaire ? Pour le cerveau « tout est réel »

Le *ressenti* du choc émotionnel est primordial : le cerveau ne fait pas la différence entre un événement réel, symbolique ou imaginaire. Pour lui, tout est réel ! Par exemple, une petite fille de 7 ans aura pu enregistrer comme une situation d'*abandon* (une des 9 clés du Portail Minceur) le fait d'être confiée pendant deux semaines à une tante pour des vacances en plein air, surtout si rien ne lui a été expliqué des bonnes intentions parentales. De son point de vue, cet *abandon* est bien réel, imaginaire du point de vue parental. Si un événement-bis d'*abandon* (réel, symbolique ou imaginaire) se présente plus tard, par exemple *abandon* d'un projet professionnel qui lui tient à cœur (abandon symbolique), elle sera prédisposée à déclencher le programme surpoids « écrit » à 7 ans. Même si elle a enfoui dans sa mémoire l'*abandon*, soigneusement recouvert par des rationalisations d'adulte comme : « Mes parents ne pouvaient pas faire autrement, c'était le mieux pour moi, ils ont cru bien agir... ». Il ne s'agit surtout pas de culpabiliser qui que ce soit, simplement de constater l'événement et de percevoir l'écho encore vivant du ressenti de cette époque, ce qu'empêchent de faire toutes les excuses rationnelles d'adulte élaborées *a posteriori*. Pour résoudre le conflit, il faut absolument retrouver l'événement d'origine et désamorcer le choc émotionnel qui l'accompagnait. Dans le fonctionnement du cerveau, « comme si = c'est », c'est-à-dire symbolique ou imaginaire, c'est réel. Le travail peut alors commencer et le déclic s'enclencher.

À noter qu'un événement peut provoquer un choc si fort qu'il programme et déclenche en même temps. Dans la plupart des cas, le programme est écrit antérieurement et se révèle à la faveur d'un ou plusieurs événements-bis répétitifs. C'est pourquoi, en ce qui concerne le surpoids par cette approche, la question essentielle est : *quelle est votre dernière prise de poids significative ?* Ainsi on remonte le fil du ou des événements-bis jusqu'à l'événement d'origine qui a lancé le programme. Pour introduire de la distance et de l'humour dans l'histoire de la personne, je lui demande d'illustrer l'histoire de son surpoids en conte ou en bande dessinée avec l'apport de photos personnelles et de photos et/ou textes découpés dans différents magazines afin d'externaliser sa problématique pour mieux se l'approprier ensuite avec un regard neuf. Un travail concernant son rapport à la nourriture, au corps et à l'estime de soi ont aussi une place de choix. Je précise que l'approche n'est pas intellectuelle mais fondée avant tout sur le *ressenti*. Puis de trouver en « co-création » ce qui peut être mis en œuvre pour exprimer ses émotions à la place de la solution croissant, chocolat ou fromage et tartines beurrées !

En résumé, le surpoids en tant que dysfonctionnement est la solution biologique d'un conflit psychologique et émotionnel (secousse émotionnelle, désagrément, déstabilisation, etc.) d'origine que le cerveau archaïque n'a pas su gérer. Il est comme le Prince transformé en crapaud à la suite de la parole d'une sorcière !

Et si on finissait par une histoire : le petit lion ou la stratégie du poil hérissé

L'histoire du petit lion est racontée par certains thérapeutes car, comme toutes les métaphores, elle prend le chemin de l'imaginaire, de la créativité et de l'intuition (cerveau droit) pour faire comprendre simplement et poétiquement un mode de fonctionnement et une logique (cerveau gauche) tout en étant... thérapeutique.

Il était une fois un petit lion qui, en se promenant le museau à l'air, s'était éloigné de son clan pour découvrir le monde. Il n'alla pas très loin, à quelques centaines de mètres où se trouvait un peu d'eau. Sa mère avait un œil sur lui, mais il ne le savait pas. Absorbé par la conquête de ce nouveau territoire, il fit quelques pas dans la jungle. Relevant la tête, il réalisa et *ressentit* qu'il était *seul, abandonné, impuissant* à la merci de n'importe quel prédateur. Pas d'autres lions sur l'horizon qu'il scrutait. Son cerveau archaïque en alerte se mit en surstress et envoya un message de survie au corps. Aussitôt, le cerveau mit en route la « stratégie du poil hérissé » : le lionceau rugit et fit du volume en gonflant ses poils. Avez-vous déjà vu deux chats se battre ou jouer à s'agresser (ressenti réel, symbolique ou imaginaire) ? Que font-ils ? Ils ont un miaulement rauque et leurs poils se hérissent : ils se font impressionnants. Le lionceau, lui aussi, s'est rendu impressionnant au cas où, notamment, des prédateurs le surprendraient. La stratégie du poil hérissé lui a permis 1) de se faire reconnaître de sa mère et de son clan, 2) de calmer son stress, 3) d'impressionner d'éventuels prédateurs et de se défendre dans un environnement *ressenti* comme hostile. Après ce « choc émotionnel », le petit lion entendit rugir. Il reconnut tous les autres grands lions du clan qui, de loin, veillaient sur lui.

Et nous, pauvres humains, dépourvus d'une épaisse fourrure, comment faisons-nous du volume ? En nous enrobant de graisse ! C'est notre coussinet de protection, notre bouclier ou notre étendard afin – entre autres choses – 1) d'être reconnu, 2) de calmer le stress, 3) d'impressionner d'éventuels prédateurs et de se défendre dans un environnement *ressenti* comme hostile.

Après cet éclairage sur le fonctionnement schématique du cerveau archaïque, voyons de plus près les 9 clés du Portail Minceur : et vous, quel est votre Déclic Minceur ?

Chapitre 2.

Quel est votre déclic ? Les 9 clés du portail Minceur

« L'espérance est un risque à courir. »
Georges Bernanos

Être en surpoids signifie que, à un moment donné de votre histoire, votre cerveau a enregistré un choc émotionnel initial suite à un événement *ressenti* comme marquant. En surstress et dans une optique de survie, il a *écrit* un « programme surpoids » et l'a gardé en mémoire. Quelques années plus tard, à la faveur d'un événement *ressenti* comme similaire dans son intensité émotionnelle et psychologique – l'événement-bis – il recherche dans sa bibliothèque ce programme déjà fabriqué. Dans cet état de stress ingérable par lui seul, il envoie l'ordre au corps d'exécuter ce programme surpoids. La traduction du conflit psychologique non géré passe sur le plan biologique. Arrivent les envies de nourriture inexpliquées, les fringales, les mini ou maxi compulsions alimentaires (hyperphagie, boulimie) et toutes les tendances irrépressibles à se jeter sur de grandes quantités de chips, de pâtes au parmesan, de chocolat, de gâteaux, de charcuterie ou de fromage que vous connaissez si bien... et qui font vraiment souffrir car « je ne peux pas faire autrement » (ou pas longtemps), « c'est le stress », etc.

Effectivement, il s'agit bien de stress et même de surstress du point de vue du cerveau. *Au fait, de quel stress s'agit-il ?* Retrouver la nature ou le thème du stress de l'événement-bis déclencheur, puis remonter jusqu'à l'événement ayant provoqué le stress d'origine (le choc émotionel initial) est la clé qui ouvre le portail de la minceur lorsqu'elle est décodée. Et enclenche le processus de perte de poids. Avant le décodage, cette clé bloque la mise en place durable du processus Minceur et maintient en activité le programme surpoids. J'ai répertorié 9 thèmes donc 9 clés du portail Minceur.

Aussi étrange que cela paraisse, lorsqu'on emploie des mots comme choc émotionnel-psychologique ou ressenti, il se trouve que l'événement d'origine peut être passé inaperçu avec le temps, avoir été simplement oublié ou enfoui dans la mémoire pour éviter une souffrance. De même pour l'événement-bis déclencheur du programme surpoids. C'est pourquoi il est nécessaire de demander : *Qu'est-ce qui s'est passé dans votre vie – d'important ou d'anodin – juste avant la dernière prise de poids ? Et de l'avant-dernière ?* Pour les personnes se rappelant avoir toujours été rondes, même enfant ou bébé, il faut vérifier avec elles par le biais de photos, de témoignages des parents, de la famille, si cette affirmation est juste. Et faire préciser *« à partir de quel âge exactement : à la naissance, bébé, petit enfant, adolescent ? Quels sont les cycles de prise de poids et perte de poids ? ».* Afin que ce travail soit teinté d'humour, il est mis en images sous forme de BD ou de conte : cette histoire, c'est mon histoire !

Cette investigation permet de remonter la piste des événements-bis pour accéder à l'événement initial, au moment où le cerveau a écrit le programme. Le cerveau désamorce ce programme s'il revit un choc émotionnel comparable en retour. Il se passe alors un *déclic* qui n'est pas intellectuel, mais de l'ordre du ressenti et de l'émotionnel qui rend obsolète le programme d'origine lié à la survie. Avec la mise en place en parallèle de nouveaux schémas cognitifs et de nouveaux comportements relatifs à l'alimentation, au relationnel et à l'estime de soi, le processus Minceur peut s'enclencher. Au cours de son histoire, une personne peut avoir enregistré une seule catégorie de choc émotionnel responsable du surpoids, mais aussi, à différentes périodes de vie, deux ou trois. La démarche pour désamorcer le programme est la même. C'est dans l'échange avec la personne en surpoids que les thèmes se révèlent. Autant de thèmes, autant de clés pour ouvrir le portail Minceur. Au maximum, trois thèmes majeurs sont actifs chez chaque personne en surpoids. Certaines clés peuvent se ressembler d'un point de vue extérieur : seul le *ressenti* de la personne, en l'occurrence *votre ressenti*, fera la différence. Parmi ces 9 clés, quel est votre Déclic Minceur ?

Clé n° 1 : la clé de l'abandon

C'est un thème très souvent impliqué dans la prise de poids, un thème plus important qu'il n'y paraît. Bien sûr tout le monde n'a pas été abandonné, délaissé ou confié à des mains étrangères dans la petite enfance. Mais, du point de vue du cerveau, qu'un événement, une situation ou un conflit soit réel, symbolique ou imaginaire, pour lui : c'est réel. Ce peut être l'abandon d'une relation, d'une personne, d'un projet... J'abandonne ou je suis abandonné(e). Pour le bébé, un sevrage qui s'est mal passé, trop brutal, peut être vécu comme un abandon. Pour un enfant, être confié en garde – même provisoirement – peut être vécu comme un abandon si rien n'est expliqué. Certains enfants des grandes villes qui ont été « mis au vert » à la campagne pendant la guerre, pour ne pas souffrir du manque de nourriture, ont pu vivre cette séparation comme un abandon et grossir quelques années plus tard (clé de *l'abandon* et, en complément, clé de la *pénurie*). Même *ressenti* quand un enfant vit avec difficulté le fait d'être mis en pension ou chez une nourrice ou encore au jardin d'enfants. Lorsque la parole est là, elle limite le stress de l'enfant. Si je me sens abandonné, « perdu » dans un environnement où je dois survivre, je m'enrobe d'une couche de graisse pour m'isoler du monde extérieur et me protéger. Le programme surpoids s'inscrit et se déclenche immédiatement si le ressenti est assez puissant ou, il se déclenche plus tard, à l'occasion d'un événement-bis du même ordre, réel, symbolique ou imaginaire. Pour les situations ou événements cités à titre d'exemple, il est bien entendu qu'une seule clé est parfois insuffisante pour expliquer l'ensemble du phénomène. Ce serait trop réducteur. Une ou deux autres clés aident à reconstituer le puzzle tout en nuance ainsi que d'autres notions comme l'empreinte du projet parental (chapitre 3) et la généalogie exprimée par la mémoire familiale (chapitre 4) qui seront développées dans le livre.

Parmi les événements-bis significatifs et particulièrement parlants, je citerai :

- **L'arrêt du tabac.** Si je vis ma décision consciente d'arrêter de fumer comme – inconsciemment – *l'abandon* d'une partie de ma personnalité, *l'abandon* d'un mode de vie, *l'abandon* d'un lien social, je peux déclencher une prise de poids. Rechercher un ou plusieurs événéments-bis avec prise de poids pour remonter vers l'événement initial d'abandon peut désamorcer le programme surpoids.

Comme dans toutes les clés qui seront évoquées, tout dépend de *mon ressenti*. Si je ne ressens pas cet événement comme un abandon, aucun conflit concernant le surpoids ne verra le jour, mon poids ne variera pas, en tout cas pas significativement !

• **La ménopause**. Lorsque la femme ressent, consciemment ou non, la ménopause comme *l'abandon* de sa vie de *femme en situation de procréer* ou pire, de femme dans son ensemble, elle peut en effet prendre du poids. C'est oublier que la femme en elle, composée de mille autres aspects (femme amante, femme aimante, femme professionnelle, femme sociale, femme à évolution spirituelle, femme créative, etc.) ne meurt pas ! Sinon, c'est une réduction – souvent inconsciente – de la femme à son niveau biologique. Toutes les femmes ne prennent pas de poids à la ménopause (bien que le corps change) : certaines en prennent vraiment très peu (peut-être ressentent-elles le phénomène de la ménopause comme un soulagement), d'autres ne bougent même pas d'un kilo. Et pourtant, elles vivent le même bouleversement du système hormonal.

• **L'abandon d'un projet professionnel ou d'un projet de vie**. Pour des raisons économiques, médicales, familiales, j'abandonne ma carrière de violoniste ou mon rêve de m'installer à l'étranger, ou, enfant ou adolescent, mes parents s'installent en province : je *ressens comme un abandon* de laisser mon école, mes amis, ma région, etc. Soit je me sens abandonné par la vie, soit j'abandonne une part intime de moi-même, je suis séparé de moi-même. Dans le cas du surpoids, le conflit psychologique se traduit dans la biologie par une couche de graisse entre le Moi-projet abandonné (au cœur de moi-même) et le Moi-qui doit faire face (à la surface de moi-même, en contact avec l'extérieur).

• **Changement de vie à la suite d'études menées à l'étranger ou d'un mariage**. Beaucoup de jeunes filles qui vont passer une année au pair grossissent (par ennui mais aussi par le ressenti de l'abandon). Dans le cas du mariage ou de l'union, si le mariage entraîne un ressenti d'abandon, c'est que – même si je suis bien avec mon mari – j'abandonne ma famille, mes amis, mon lieu de vie, ma région, voire mes valeurs : une prise de poids peut apparaître.

• **Le décès d'un être cher**. Il peut favoriser une prise de poids s'il est vécu comme un abandon ou comme un vide (cf. clé n° 5 du vide).

• **L'abandon réel d'un enfant ou le ressenti de l'abandon**. Comme nous l'avons vu dans l'introduction de ce chapitre, il peut déclencher un programme de survie lié au surpoids. Dès qu'un événement-bis viendra l'activer, il pourra se déclencher.

Clé n° 2 : la clé de l'autorité

Elle concerne les personnes qui ont un problème face à leur propre autorité ou face à celle d'autrui : elles la supportent mal, elles ont des difficultés à s'imposer (à l'extrême, c'est la technique de l'huître : je me referme et je me tais) ou elles veulent s'imposer à tout prix (à l'extrême, c'est la technique de l'aboyeur : je crie, j'attaque pour éviter d'être attaqué, je pratique le « terrorisme verbal »). Certaines personnes pratiquent la technique de l'huître dans un domaine de leur vie (vis-à-vis de leurs relations hiérarchiques par exemple) et la technique de l'aboyeur dans un autre domaine (vis-à-vis de leur famille, dans la sphère privée). C'est le cercle infernal du jeu victime-bourreau avec échange des rôles. Ce type de comportement peut se traduire par un programme de survie surpoids, mais pas nécessairement ! La différence extrême entre ces deux comportements montrent bien une difficulté pour se situer par rapport à l'autorité, trop ou trop peu manifestée. C'est exactement l'inverse des notions d'autorité naturelle ou d'assertivité. L'assertivité est l'affirmation de soi qui s'appuie sur le respect de ses propres convictions et de ses besoins exprimés, sans chercher à les imposer aux autres.

Se poser la question : Qui, dans la famille, était autoritaire ou manquait d'autorité ? Sous quelle forme ? Dans quelle situation de vie importante ai-je été autoritaire ou ai-je manqué d'autorité ? Le mot clé est ***s'imposer***. Pour *s'imposer,* il faut être *imposant.* Dans le langage biologique, comment devient-on imposant ? En prenant du poids, du volume, de l'ampleur. D'ailleurs, symboliquement, ne dit-on pas dans la langue courante qu'une personne qui s'impose dans un domaine « prend du poids, de l'ampleur » ? Symboliquement, tous les objets de la vie peuvent être utilisés pour prendre de l'espace et s'imposer : voiture (spacieuse, à grand volume), mobilier (volumineux, imposant). Ce sont seulement des micro-indications qui ne doivent surtout pas être généralisées. Elles ont un sens si elles s'inscrivent dans un ensemble et forment alors un puzzle cohérent.

• **Version « J'en impose »** : si je veux tout posséder, m'imposer à ma famille, mes collaborateurs, mes clients, montrer ma réussite sociale, mon cerveau met en place des *stratégies psychologiques* (je crie, je donne des ordres, je fais preuve d'une autorité peu nuancée) *et biologiques* (j'impressionne par le volume de mon corps en augmentant ma masse graisseuse). D'ailleurs depuis le Moyen Âge, au cours de la Renaissance, puis à l'ère industrielle, un homme prospère montrait par son embonpoint qu'il était bien nourri, qu'il ne manquait de rien (cf. clé n° 3 de la *peur de la pénurie* en complément) et enfin qu'il avait réussi !

• **Version « On m'en impose »** : si je ressens que je n'ai pas le droit à la parole, que je ne m'y autorise pas, qu'on m'impose des règles injustes (enfant puis adulte), comment vais-je manifester que j'existe ? En augmentant mon volume, en « pesant plus ». Me suis-je senti enfermé par les règles de l'école, de la société, de mes parents ? Ai-je voulu me révolter sans pouvoir le faire car l'autorité en face était trop puissante ? Petit enfant, me suis senti incompris ? Est-ce que je me sens en impuissance quasi permanente face à une autorité inébranlable et écrasante (mari, femme, enfants, parents, collègues, supérieurs hiérarchiques, société, syndicat...) ?

Toutes ces pistes peuvent conduire à une prise de poids si le cerveau ne gère pas ce stress, écho à un ressenti similaire antérieur (événement d'origine). Par exemple, mes parents instituteurs m'ont toujours imposé des règles de vie strictes ou de prendre la parole seulement quand j'avais quelque chose d'intéressant à dire. En situation professionnelle, comment puis-je prendre ma place ? Comment être sûre que ce que je dirai est intéressant ? Je suis tellement stressée que je grignote. Chez une même personne, « j'en impose » ou « on m'en impose » peuvent jouer en alternance : nous ne sommes pas monolithique, une tendance peut être plus forte qu'une autre. En tout cas, les deux cohabitent, même si l'une est apparemment et momentanément endormie. Le comportement face à l'autorité (exercée ou subie) se couple souvent avec une forte maîtrise et un hypercontrôle : c'est l'équivalent opposé qui se déchaîne avec la même puissance dans la perte de contrôle alimentaire (relâchement total) : le surstress du cerveau qui ne gère plus psychologiquement et émotionnellement la situation et qui enclenche la programmation surpoids avec petits creux, fringales, envies de denrées sucrées ou de salées irrépressibles. Pour accompagner le déclic, un antidote peut être de pratiquer des exercices de technique mentale pour la motivation et dénouer certains nœuds ; une autre aide peut être apportée par la relaxation et l'anticipation de situations où la personne envisage de se comporter autrement. Il n'y a aucun risque, puisque le scénario se « rôde » dans l'imaginaire avant de se pratiquer dans la réalité ! Ces deux outils seront développés sous la rubrique « La motivation Minceur » aux chapitres 5 et 6.

Parmi les événements-bis significatifs et particulièrement parlants, je citerai :

• **Engagement dans de nouvelles responsabilités**. Si je ressens que je dois m'imposer par mes nouvelles responsabilités, que la vie est une lutte permanente face à un contexte plus ou moins hostile, alors les kilos peuvent s'installer subrepticement au fil des mois ou des ans. Si j'extrapole (peut-être abusivement !), est-il vraiment étonnant qu'une proportion de plus en plus importante de jeunes et d'adultes des sociétés riches affichent un surpoids, voire une nette tendance à l'obésité dans un contexte mondial d'hostilité, d'agressivité et de peur ? (cf. clé n° 6 de *la peur*) Je m'impose, malgré des normes de vie ressenties comme hostiles, pour acquérir mes galons (clé de *l'autorité* couplée à la clé de *la peur)* et conquérir mon identité. Ce n'est qu'une piste de réflexion...

• **Besoin de reconnaissance**. Je me suis imposée par mes compétences, mes qualités, mais les autres le voient-ils ? Si je ressens qu'ils ne le perçoivent pas, je me rends encore plus visible pour être reconnue par les miens et mon clan : dans les lois de la biologie, par ma corpulence. Souvenez-vous de l'histoire du petit lion et de la stratégie du poil hérissé ! (chapitre 1)

• **Difficulté de trouver sa place dans la famille, la société, le couple**. Je suis dans une famille recomposée, mon père m'a imposé ma belle-mère et ses deux enfants : même s'ils sont sympathiques, je ressens qu'ils « ont la vedette ». Si le conflit psychologique est insoluble, le cerveau archaïque va envoyer à mon corps le programme surpoids pour être vu et être remarqué : je m'étoffe.

• **Frustration ponctuelle ou permanente par ressenti d'impuissance**. Je me sens frustrée et impuissante par rapport à l'inertie administrative, je me révolte intérieurement, mais je n'y peux rien : c'est l'autorité imposée. Ou encore la vie m'envoie un licenciement, ressenti négativement comme une fatalité qui ravive mon impuissance face à « l'autorité » de la vie, toujours plus forte que moi.

- **L'autorité subie ressentie par les adolescents**. Je me sens incompris, j'en *impose* par ma mauvaise humeur (en râlant ou en gardant le silence), par mes prises de position catégoriques, par mon opposition aux valeurs sociales, parentales. En même temps, je sens que mes parents et mes professeurs veulent m'en imposer. Si mes « coups de gueule » ne suffisent pas, si j'ai déjà fortement *ressenti* préalablement cette autorité, je leur montre mon existence en souscrivant au régime fast food qui répond, au-delà de la mesure, au programme inconscient du surpoids.

- **Impuissance des parents face à la tyrannie des adolescents**. En tant que mère (ou en tant que père), je ne sais plus que faire devant les humeurs et exigences de mes enfants. Une crise d'adolescence s'est déclenchée et, en même temps que les « hostilités », mes fringales à répétition. Je vais quand même être visible pour eux et me montrer fort(e).

Clé n° 3 : la clé de la peur de la pénurie

La peur de la pénurie, ou la pénurie réelle, concerne le manque de nourriture comme le manque d'argent, d'amour, d'affection ou tout autre *manque ressenti comme vital*. C'est justement parce qu'il est considéré comme vital, c'est-à-dire qu'il touche la survie, que le cerveau archaïque envoie le programme surpoids au corps. Rechercher s'il y a eu dans la famille des revers de fortune, des faillites dus à la conjoncture économique, à un investissement malheureux, à la guerre, au jeu... Y a-t-il eu un manque de nourriture ou peur de ce manque suite à une situation précaire des parents ? L'enfant a-t-il ressenti un manque d'amour suite à la naissance d'une petite sœur ou un désintérêt affectif des parents (réel, symbolique ou imaginaire) ou encore suite à la maladie de son frère ou de sa mère ? S'il a momentanément été éloigné pour éviter un risque de contagion, a-t-il vécu cette séparation comme un manque d'amour, une peur de pénurie durable ? Adulte, toute situation vécue comme un manque d'amour (événement-bis) pourra enclencher un élan inconsidéré vers la nourriture. Comme pour toutes les clés examinées, l'origine est à rechercher *en priorité dans l'histoire de la personne* (événement d'origine et événements-bis), dans les *événements vécus par les parents autour de la conception et la grossesse* (chapitre 3) mais aussi dans *l'histoire familiale* (chapitre 4).

Parmi les événements-bis significatifs et particulièrement parlants, je citerai :

• **Incertitude sur l'avenir professionnel ou familial.** Toute situation ressentie comme précaire comme la perte d'un emploi (même avec des indemnités confortables) peut générer la peur du manque d'argent, et par voie de conséquence, la peur archaïque d'un manque de nourriture. C'est le scénario que se fait inconsciemment le cerveau, surtout s'il connaît déjà ce programme enregistré pendant l'enfance, voire s'il y a un écho dans l'histoire familiale ou dans les événements autour de la grossesse.

Comment me protéger du manque ? Je fais mes réserves, mes coussinets de survie. De même un changement d'orientation professionnelle préparé et réfléchi peut aussi générer ou raviver une peur du manque d'argent et occasionner une prise de poids (cf. le cas de Lucie, chapitre 11).

Dans un contexte familial : mon fils part de la maison pour prendre son studio ou ma fille se marie, comment vais-je remplacer cette source d'affection ? J'ai peur de

« manquer ». Je m'enrobe et j'ai – sur le plan biologique – l'impression d'être « entourée ».

• **Manque de nourriture affective**. Si, pour son nouveau poste, mon mari doit voyager et être à la maison seulement une semaine sur deux, j'ai peur de ne pas être assez « nourrie » d'amour. Rechercher cette peur que j'ai sans doute déjà vécue bébé ou enfant par une absence ou un éloignement.

Au risque de répéter une évidence psychologique, je rappelle que la première source d'amour du bébé passe par les caresses et la nourriture données par la mère. Le cerveau associe affectif et nourriture parfois sans différenciation. Si cette équivalence subsiste dans la psyché, la nourriture prendra des couleurs de douceur, de sécurité, elle pourra remplacer le manque affectif ou de contact sensoriel (manque de manifestations de tendresse). Par ailleurs, un bébé qui n'a pas eu beaucoup de contacts sensoriels aura une difficulté ensuite à développer une conscience de son corps, ce qui se retrouve dans de nombreux cas de surpoids. Pour le traitement, il peut être très judicieux de réhabiliter le corps par des approches sensorielles subtiles (micro-mouvements, relaxation, techniques de visualisation du corps).

• **Manque de nourriture spirituelle**. Ma vie me convient sur le plan affectif, professionnel, amical, mais il me manque « quelque chose » pour être totalement comblé(e). Je ne vois pas le sens de ma vie si je n'ai pas aussi une orientation spirituelle : où la trouver ? Comment me nourrir sur ce plan en évitant de me fourvoyer ? J'ai peur de ne pas être totalement réalisé(e) en tant qu'être humain si je n'ai pas cette démarche.

Clé n° 4 : la clé de la protection

Si j'ai entendu beaucoup de cris, de disputes, si j'ai vécu dans un climat agressif étant plus jeune, je vais avoir tendance à me protéger pour me sentir en sécurité : je mets un « paravent » de graisse afin que mon monde intérieur ne soit pas atteint, que mon espace vital soit respecté.

Parmi les événements-bis significatifs et particulièrement parlants, je citerai :

• **La protection en cas d'attouchements vécus par l'enfant**. Souvent passé sous silence, c'est un thème délicat à aborder et très important dans la prise de poids. Il peut s'agir d'un baiser furtif mais forcé ou d'attouchements plus poussés. À noter que le viol se rattache davantage à la clé de la peur. Là encore tout dépend du ressenti. Dans le cas de la clé de la protection : je ne me suis pas sentie respectée dans mon espace le plus intime (le corps). Je n'ai pas nécessairement eu une grande frayeur, peut-être une sorte de culpabilité sourde et sournoise, car « l'agresseur » était familier (ami de la famille, oncle plus âgé, camarade de classe encore adolescent, jeune voisin...). Cependant, le choc émotionnel et psychologique est suffisant pour créer le programme de surpoids, survie par protection vis-à-vis de l'entourage agressif.

• **Protection contre une violence verbale ou physique**. Si les hurlements, les scènes de ménage étaient monnaie courante à la maison, ou exceptionnels mais une scène a été particulièrement marquante, soit *je m'isole* par mes capitons pour ne pas me laisser atteindre, soit *je veux faire le tampon* entre mon père et ma mère pour éviter qu'ils se disputent ou qu'ils se battent. Pour cela, il faut que je sois fort(e), rembourré(e).

• **Protection contre un climat d'insécurité**. Des enfants adoptés qui ont vécu dans un climat de guerre ou de guérilla, de violence militaire (Cambodge, Vietnam, Rwanda ou encore pays d'Amérique latine), peuvent avoir développé ce type de protection « matelassée », mise en œuvre plus tard à l'adolescence ou à l'âge adulte, alors qu'ils vivent dans une atmosphère aimante et sécurisante avec leurs parents adoptifs. Un événement-bis ressenti avec un degré de stress quasi identique sera déclencheur du capiton de protection.

Clé n° 5 : la clé du vide

Comme le souligne le dicton populaire : « La nature a horreur du vide ». Et les lois biologiques qui nous gouvernent font partie de la nature ! Si je ressens un vide, je vais le combler. « Me remplir », faire le plein dans mon corps, est une solution biologique pour faire face à cette sensation de vide consciente ou inconsciente qui m'habite. Tant que je n'ai pas désamorcé ce processus et mis en place d'autres réponses judicieuses à ce désarroi (en intégrant à ma vie une relation satisfaisante sur le plan amoureux, amical, ou une relation sociale, ou en m'engageant dans une activité créative qui correspond à un besoin profond – musique, chant, danse ou autre hobby éveillant mes étincelles de vie –), la perte de poids durable restera infructueuse. Elle peut être temporaire et même spectaculaire, mais entraîne à terme « l'effet yoyo » (alternance de périodes de perte de poids et de reprise de poids) dommageable tant sur le plan physique que sur le plan psychologique : découragement, perte de confiance en soi, culpabilité, etc. Le mot clé est ***« solitude »***. Et précisément être ou se sentir seul(e) et, parfois, s'ennuyer.

Parmi les événements-bis significatifs et particulièrement parlants, je citerai :

La solitude des célibataires. Même si je suis bien dans ma profession, à l'aise avec mes amis, je ne suis pas (plus) en couple : je suis/je vis seul(e) et c'est pesant. Surtout quand l'entourage me le rappelle en prenant de mes nouvelles : « À quand le plaisir de te recevoir avec un(e) petit(e) ami(e) ? Vas-tu te décider à franchir le pas ? ». Même si je suis un(e) célibataire ou divorcé(e) très occupé(e) (attention au « remplissage » par un vertige d'activités... et de nourriture), qu'avec ma raison je trouve beaucoup d'avantages à être libre, je suis quand même seul(e). Les mots ont beaucoup d'importance et laissent une forte impression dans notre cerveau : mon état d'esprit sera plus ouvert si je me considère comme « momentanément disponible » plutôt que « encore seul(e) » ou « désespérément seul(e) ». Comme dans toutes les clés du portail Minceur, si la personne célibataire ou vivant seule ne considère pas la solitude comme pesante ou qu'elle n'a pas ce programme, les aiguilles de la balance resteront stables !

Avez-vous remarqué que lorsque vous êtes amoureux/amoureuse, vous n'avez plus faim ou presque ? C'est une constatation très fréquente, surtout en début de relation. Vous êtes totalement comblé(e) par cette nourriture affective satisfaisante.

• **La solitude après le divorce**. Soit c'est brutal (je n'ai pas choisi), soit je me suis plus ou moins préparé(e) à une autre vie, mais je ressens quand même un grand vide, une solitude extrême. Oui, je suis seul(e). Y a-t-il un écho avec un ressenti dans le passé ?

• **La solitude des adolescents**. Je me sens seul(e) au monde, personne ne me comprend (cf. clé n° 2 de l'autorité en complément). Je m'installe devant mon ordinateur ou la télévision avec soda, chips et barres sucrées dont la publicité vante le tonus.

À noter : il a été constaté sur un groupe d'enfants et d'adolescents en surpoids bénéficiant d'un suivi alimentaire que c'était davantage le fait de moins regarder la télévision que de bouger qui était plus significatif dans la perte de poids. L'un n'exclut pas l'autre. Simplement, il peut être important de commencer à limiter le nombre d'heures passées devant le petit écran de télévision et de trouver avec les jeunes concernés des activités plus stimulantes, intellectuellement et physiquement, qui éveillent leur passion et leur créativité. À titre d'anecdote, au cours d'une émission de télévision sur les problèmes de poids chez les enfants, une jeune maman dont la fille de 4 ans avait au contraire peu d'appétit et peu de goût pour la nourriture, disait qu'elle parvenait à faire manger sa fille lorsqu'elle la mettait devant la télévision. « À ce moment-là, précisait-elle, elle peut manger car elle ne se rend pas compte de ce qu'elle fait ! ». Il me semble que c'est exactement ce qui se passe quand les jeunes – et moins jeunes – consomment de la nourriture devant le petit écran. C'est pourquoi, quand une personne commence à prêter attention à son comportement alimentaire, il lui est déconseillé de pratiquer une autre activité en même temps (radio, télévision, lecture, conversation animée...) qui la distrait des aliments (sensations, plaisir et quantité) qu'elle est en train d'absorber. Des précisions sur ce thème sont apportées au chapitre 7 (Quelques règles d'or pour tenir la route).

• **La solitude de l'enfant après le divorce des parents**. Même si le divorce est accepté « avec la tête », l'enfant peut ressentir qu'il lui manque un être cher (le père ou la mère, le frère ou la sœur) comme source de joie, de jeu, de tendresse, de complicité. Il se sent isolé, parfois même en partie responsable du divorce, sa culpabilité accentuant cette impression de solitude et son envie de la combler.

• **La solitude du deuil**. Tout à coup cette situation de solitude imposée me fait ressentir la perte de l'être aimé disparu comme un grand vide, émotion que je peux détourner en me préoccupant de la nourriture et en remplissant ce vide dans mon cœur et dans mon corps.

Clé n° 6 : la clé de la peur

La peur dont il est question est consécutive à un événement effrayant (ressenti comme tel) où j'ai pensé frôler la mort : agression physique, sexuelle ou d'une autre nature où je me suis senti(e) menacé(e). Par exemple, une femme racontait qu'elle avait cru mourir étouffée à dix ans sous le poids d'un adulte, ami de ses parents qui l'avait embrassée de force dans une cabane sombre et isolée. Sous la pression, elle ne pouvait même pas crier, jusqu'à ce qu'il la relâche de peur d'être surpris par des voisins en promenade.

Avec la peur, la prise de poids peut se produire par rétention d'eau. Après le signal d'alarme « danger de mort », le corps met en route l'alerte de survie maximale, c'est-à-dire la rétention d'eau (par blocage partiel de la fonction rénale). Selon la logique du cerveau archaïque, s'il n'y a plus d'eau, il n'y a plus de vie. En gardant l'eau, la survie est assurée.

La prise de poids par la fabrication de la graisse a davantage une fonction de super-capiton protecteur. Un système de défense n'exclut pas l'autre.

Clé n° 7 : la clé de l'exil

C'est un thème que l'on retrouve souvent dans les familles. Soit la personne a vécu elle-même l'exil, soit ce sont les parents ou grands-parents qui se sont exilés. En quittant leur pays d'origine, leurs attaches (clé n° 1 de l'abandon), ces personnes ont dû s'imposer dans le pays d'adoption (clé n° 2 de l'autorité). La clé de l'exil est une combinaison de la clé de l'abandon et de la clé de l'autorité. Rechercher dans l'histoire de la personne elle-même, ses parents ou grands-parents ou arrière-grands-parents s'il y a eu un exil et comment il a été vécu.

Clé n° 8 : la clé du rejet d'une partie de son corps

Je me focalise sur une partie de mon anatomie que je n'aime pas : mes hanches trop larges, mes fesses trop rondes, mon ventre trop rebondi, etc. Plus je porte mon attention sur cette partie de mon corps, plus le cerveau comprend – dans sa logique – que je veux la « renforcer ». Le cerveau archaïque ne connaît pas les modes récentes de minceur et de sveltesse. Du point de vue de la survie qui est le seul qui l'intéresse, la focalisation sur mon anatomie signifie : me rendre plus fort(e) face à l'extérieur ! Plus je me focalise, moins je mincis : j'obtiens l'inverse du résultat escompté...

Clé n° 9 : la clé du stress de la silhouette

Un conflit se crée entre l'image réelle du corps enrobé et l'image inaccessible de la femme au corps idéal. Image généreusement véhiculée par les médias dans le visuel, dans les slogans publicitaires, comme s'il n'existait que quelques stéréotypes de femmes (et d'hommes) au physique idéal. Ce physique de « rêve » induit souvent la notion de beauté, de tonus, d'énergie et de succès, ce qui est encore plus pernicieux et dévalorisant. Ce qu'il faut crier haut et fort, c'est qu'*aucune de ces femmes n'est réelle*, c'est-à-dire ainsi modelée par Dame Nature. Ce ne sont que des *images*, des femmes virtuelles en quelque sorte. Soit il y a retouche par la chirurgie esthétique ou le maquillage, soit il y a retouche des photos de magazines. Ou encore des privations draconiennes par des régimes inacceptables à terme par le corps. Les mannequins sont soumis à des régimes alimentaires souvent inhumains qui représentent un réel danger pour l'équilibre physique et psychologique. Pourquoi croyez-vous que les agences font appel à des mannequins de plus en plus jeunes que l'on « vieillit » artificiellement ? Parce que leur corps s'approche d'une image stéréotypée de la perfection en vogue dans le monde occidental. Dans d'autres parties du monde, d'autres critères esthétiques ont la faveur. Parfois à l'opposé des nôtres. Il est bon de garder cette pluralité en mémoire afin de prendre un peu de distance avec une image imposée, présentée comme seul salut !

Deux facteurs apparemment anodins accentuent pourtant le stress de la silhouette : *le miroir* et *la balance.* D'une part, le miroir me renvoie tous les jours ce décalage entre l'image de mon corps que je n'aime pas et l'image idéale des magazines. D'autre part, un œil quotidien et critique sur l'aiguille de la balance renforce également ce stress en focalisant mon attention sur ma silhouette et le rejet de mon corps. La pesée une fois par semaine est suffisante. Plus souvent, elle devient obsessionnelle.

Aborder l'image du corps progressivement, en imagination puis ponctuellement (ce que j'aime dans mon corps) avec des jeux de tissus aide à rétablir une relation positive au corps.

La clé du stress de la silhouette est une *clé-cadenas.* Elle bloque toutes les autres. Tant que la silhouette n'est pas acceptée telle qu'elle est en début d'amincissement, elle verrouille le processus de perte de poids. Un des moyens pour le débloquer et enclencher un processus minceur durable sans reprise de poids est de réhabiliter son corps. Ce n'est pas un objet séparé et un ennemi ! Si je le considère ainsi, je me sépare d'une partie de moi-même et je produis de la graisse. Et le cycle continue... Des exercices pratiques d'objectif Minceur sont abordés par des techniques mentales simples et efficaces aux chapitres 5 et 6. Je peux agir immédiatement sur ma silhouette car je sais que j'ai les ressources nécessaires pour enclencher le Déclic Minceur. Par ailleurs, par des actes simples et concrets, je peux dès aujourd'hui réhabiliter mon corps en le considérant comme valorisant : acheter, selon mes moyens, quelques accessoires qui me le rendent acceptable. Plus attractif en tout cas à mes yeux et aux yeux des autres, même si l'apparence n'est pas mon seul critère. Un tout petit conseil à l'égard des femmes et des hommes en surpoids : évitez de cacher votre corps comme s'il n'existait pas, alors qu'il capte une bonne partie de votre attention et de votre énergie. Portez des vêtements moins amples, voire sans formes car ils alourdissent votre silhouette et vous font paraître encore plus volumineux !

Un mot sur la boulimie

La boulimie est aussi un dysfonctionnement psychologique et physiologique qui entraîne des perturbations handicapantes du comportement alimentaire. Elle présente plusieurs degrés : certaines femmes ont des crises toutes les semaines, d'autres plusieurs fois par semaine ou par jour. Lorsque les crises sont très rapprochées, on peut parler de pathologie. Dans de nombreux cas, la femme est boulimique vomisseuse : elle ne prend pas de poids puisque ce qui est ingéré est aussitôt rejeté.

Les personnes concernées douloureusement par ce dérèglement du comportement peuvent trouver la source de leur(s) conflit(s) dans les 9 clés examinées dans ce chapitre. Cependant, comme les structures psychologiques sous-jacentes de cette problématique sont profondément ancrées et très complexes, elles ne peuvent faire l'économie d'un suivi régulier en thérapie car c'est un engagement dans un processus d'au moins neuf mois (souvent plus long) avec des étapes de progrès et de récidive. La difficulté est que les femmes puissent maintenir leur motivation après une récidive. Les récidives font partie du chemin vers la guérison. En effet, qui peut effacer en quelques mois un mode de fonctionnement mis en place depuis plusieurs années ? L'objectif est d'espacer les crises au fil du temps jusqu'à disparition de la compulsion.

Les personnes boulimiques sont dans un cycle de *maîtrise-relâchement.* Leur relâchement (en crise) est inversement proportionnel au degré de leur maîtrise dans leur vie professionnelle, sociale ou affective, avec la culpabilité et le dégoût de soi qui en découle. Souvent, même la maîtrise ne les abandonne pas pendant la crise : elles préparent soigneusement la nourriture à ingérer dans un ordre méthodique, avec une place bien précise des aliments disposés sur la table ou le plateau-repas. Rassurées par ce rituel scrupuleux, elles peuvent enfin se relâcher et se laisser aller, seules et sans regard extérieur, quand le stress et sa charge émotionnelle sont trop forts. Ces personnes ont souvent des difficultés à exprimer des émotions importantes, profondes. Elles ne s'y autorisent pas. Le vomissement fait partie du rituel : je reprends le contrôle sur mon corps puisque je m'oblige à vomir, je reste plus forte que la nourriture, que mes pulsions : je reprends les rênes.

D'après les cas que j'ai traités en psychothérapie, j'ai relevé quelques thèmes récurrents concernant cette problématique :

• **Lien d'amour perturbé avec la mère ou le père** : sevrage « sauvage » et brutal, enfant non désiré (par l'un des deux parents ou les deux), manque de témoignages d'affection de la part de la mère ou du père. (Cf. clé n° 1 de l'abandon et clé n° 3 du manque d'amour. Plusieurs clés peuvent être actives pour un même cas.)

• **Histoire de viol ou d'inceste** : l'heure du goûter, du déjeuner ou du dîner a pu sauver quelquefois l'enfant de l'emprise sexuelle d'un adulte (la nourriture est devenue synonyme de survie, « vitale » pour se sauver du danger). Il n'est pas rare dans ce cas que les crises de la femme adulte aient lieu au moment où se produisait le « sauvetage » par la nourriture. Le cerveau fait une opération de « copier-coller » en associant le bien-être – et la survie – à la nourriture qui éloigne d'une situation désagréable et périlleuse. Par ailleurs, la nourriture peut simplement prouver que je suis vivante, elle rassure : quelque chose de mon corps m'appartient puisque j'ai une action sur lui. Ensuite, je le purifie par les vomissements volontaires, action où je tiens encore les rênes. Dans les cas de viol ou d'inceste, le stress et la détresse de l'enfant sont d'autant plus grands que l'enfant (garçon ou fille) ne peut parler : tout est caché, le sujet est tabou, l'enfant a honte ou n'est pas cru. Le fait de ne pas être respecté dans son espace le plus intime suggère qu'il n'existe pas en tant qu'individu, qu'il n'est pas pris en considération. Adulte, à chaque fois que la personne (le cas de la boulimie avec vomissement est presque exclusivement féminin) ne se sentira pas respectée par les autres ou par elle-même, ou bien qu'elle ne pourra exprimer ses émotions, elle déclenchera une crise.

• **Perte du contact avec son corps** : je me suis laissée happée par mon activité professionnelle débordante, les sollicitations extérieures (appels téléphoniques, conférences, réunions, rendez-vous enchaînés sans pouvoir me ressaisir). Je n'ai pas senti mon corps ni la fatigue. De retour à la maison, j'ai besoin de reprendre contact avec mon corps, de ne plus être ballottée par l'extérieur : je remplis l'intérieur, je me « leste ».

• **L'ennui** : je ne sais pas occuper mon temps intelligemment, d'ailleurs je ne sais pas quoi faire qui pourrait m'intéresser vraiment, je ne sais pas quoi faire de ma peau. Le sentiment d'exister revient avec l'absorption de la nourriture à outrance, je fais quelque chose de tangible.

• **Je me fais toujours passer après les autres** : mes petits ou grands tracas n'intéresseront pas mes proches, je ne veux pas être la cause de leur inquiétude, je dois montrer une image parfaite, mes enfants passent avant moi, l'essentiel est leur bien-être : donc, je montre que je vais bien. En réalité, il se creuse un fossé de plus en plus grand entre l'image lisse qui est présentée et les émotions ressenties et non exprimées. J'ai aussi besoin d'exister mais je ne me l'avoue pas ou je ne dis pas mes besoins aux autres. J'emploie un réflexe que je connais, la nourriture, au moins dans une certaine mesure, je me prends en compte même si c'est destructeur.

• **Je ne respecte pas mes besoins profonds, je ne m'autorise pas à...** : je me force à aller à un dîner auquel je ne veux pas participer : je m'en veux, je n'ai pas exprimé mon envie.

Je dois travailler un examen, un dossier, en même temps j'ai envie de lire, de me promener. Je ne m'autorise pas cette détente (hypercontrôle : je dois, je me force). Cela me stresse énormément alors que le moment de relaxation par un livre ou un film pourrait me rendre plus productive, mais *je ne m'autorise pas à... me faire plaisir !*

Ce tableau n'est absolument pas exhaustif. Ce sont des thèmes issus de ma pratique pour suggérer quelques pistes. Les 9 clés du Déclic Minceur peuvent s'avérer efficaces chez les personnes boulimiques à condition qu'elles acceptent ensuite un suivi régulier en psychothérapie. Il n'y a pas de solution magique dans ce domaine. À l'aide d'outils spécifiques et créatifs concernant le comportement, les pensées et les émotions associées aux crises, le suivi consiste au fil des séances à :

- reprendre confiance en soi,
- apprendre sans crainte à reconnaître et à exprimer ses

émotions, c'est-à-dire reconquérir l'espace intérieur d'intimité qui a été « volé »,

- écouter et respecter ses besoins profonds,
- restaurer un lien d'amour avec son corps,
- réintégrer les notions de plaisir et de joie sans culpabilité,
- se reconnaître le droit d'exister pleinement,
- savoir qu'on a tout le potentiel pour mettre en place ce processus. Puisque le cerveau a montré beaucoup d'intelligence dans le passé à trouver une stratégie de défense par la boulimie, il peut faire preuve d'autant d'intelligence stratégique pour œuvrer dans le sens d'un bien-être et d'un épanouissement.

À noter que certains éléments du processus se retrouvent bien sûr pour le traitement des personnes en surpoids non boulimiques.

Un mot sur le principe du yoyo

Le yoyo se produit parce que je m'impose des règles trop rigides : une perte de poids rapide avec des principes alimentaires très stricts. Je maigris puis je regrossis. Pire, dans la majorité des cas, je reprends plus de kilos que j'en ai perdu. Le corps subit un traumatisme au niveau des tissus. Il n'apprécie pas ces écarts pondéraux de grande amplitude. Les restrictions sont parfois si dures (il s'affame comme en période de disette) qu'il fait des réserves en vue de la prochaine période de « vaches maigres ». Certaines personnes – j'ai moi-même été dans ce cas – n'arrivent même plus à perdre du poids avec une alimentation très surveillée et réduite au minimum. La nourriture n'est plus synonyme de plaisir, les sorties deviennent problématiques et on n'aspire qu'à retrouver une liberté de manœuvre.

Il faut savoir qu'un amincissement sans reprise de poids s'effectue avec succès :

- dans le plaisir,
- sans restriction draconienne,
- en douceur (perte de poids progressive de 1 à 2 kilos par mois),
- en introduisant à nouveau des aliments « interdits »,
- en changeant son rapport à l'alimentation et au corps,
- en faisant de son mode alimentaire un mode de vie souple, applicable dans toutes les circonstances sans contrainte majeure : invitation chez des amis, repas au restaurant, vacances à l'étranger, etc.,
- en procurant au corps les apports énergétiques et nutriments dont il a besoin,
- en facilitant le fonctionnement du métabolisme.

La Boussole alimentaire détaillée au chapitre 7 vous aidera à mettre en place ce processus.

Un mot sur les petites phrases assassines

Au-delà des 9 clés impliquées dans le programme surpoids, quelques petites phrases assassines peuvent aussi bloquer le processus de la perte de poids. Il s'agit de phrases péremptoires, répétées comme un disque rayé, assénées comme des vérités dans l'enfance qui ont laissé leur trace dans le cerveau. Dans sa vie d'adulte, la personne peut les reprendre inconsciemment à son compte comme on chantonne un air connu, sans « percuter » le sens des paroles. Question à se poser : qui parle quand je dis telle ou telle phrase assassine ? Voici, en résumé, un échantillon de quelques unes :

- **L'équivalence : rondeur = bonne santé et minceur = maladie**

  « Les gens bien portants ne sont pas maigres. »

  « Avoir bon appétit est une bonne maladie. »

  « Manger est une bonne maladie. »

  « Tu ne manges pas, tu es malade ? »

  « Mon petit chéri, as-tu bien profité en vacances ? »

  « Dans la famille, nous avons toujours été un peu ronds, c'est signe de bonne santé. »

- **L'équivalence : nourriture = amour et refuser la nourriture = refuser l'amour**

Il est vrai que beaucoup de messages affectifs passent par la nourriture, surtout quand la mère a du mal à les exprimer autrement. La nourriture est aussi la transmission d'amour, d'une tradition familiale, d'un culte ou d'une religion (recettes du terroir de la grand-mère, de l'arrière-grand-père immigré d'un lointain pays...) ou encore le partage affectif avec des spécialités culinaires venues d'ailleurs (cf. chapitre 11, Mario ou les coussins de l'exil). Voici quelques expressions qui vous rappelleront peut-être quelques souvenirs :

« Manger pour faire plaisir à Maman », une variante « Mange sinon Maman va être triste ». Quel enfant veut faire pleurer sa mère ?

« Les enfants bien élevés finissent toujours leur assiette. » « Si (même à l'âge adulte), tu ne finis pas ton assiette, c'est que je t'ai mal élevé(e) ! » Quel enfant devenu adulte souhaiterait faire porter ce « poids » à ses parents ?

- **L'équivalence : manger (beaucoup) = aimer la vie et ne pas manger (beaucoup) = ne pas aimer la vie, devenir triste**

« Bien manger, bien boire, c'est aimer la vie. »

« Les ronds sont gais, les maigres sont tristes. »

- **L'équivalence : manger (beaucoup) = c'est la solution miracle**

« Dans la vie, il faut avoir du poids. » Au sens propre et/ou figuré : pour le cerveau, le réel, le symbolique ou l'imaginaire, c'est le réel !

« Dans la vie, il faut se montrer fort. »

« Grignoter, ça m'aide à réfléchir. »

« On a toujours besoin de s'imposer. »

- **Générer la peur du manque ou la culpabilité**

« Profite ma fille, mange, c'est gratuit ! » Une cliente remarquait qu'elle mangeait davantage chaque fois que la nourriture était accessible gratuitement et à profusion (buffet, lunchs...)

« Finis ton repas, pense à tous les petits enfants dans le monde qui ont faim. »

« Il vaut mieux faire envie que pitié. »

« Mieux vaut avoir une armoire pleine que vide. »

« Mange, tu ne sais pas de quoi demain sera fait. »

« Mange, tu ne sais pas qui te mangera ! »

« Mange, mange car tu manges ton pain blanc le premier ! »

- **Se charger des valises des autres (parents, famille, amis, etc)**

« Je prends beaucoup de choses sur moi. »

« Je porte tout le poids du passé. »

« Je porte tout le poids du secret. »

« Tu es le pilier de la maison, grand et fort comme ton père. »

« Tu es une femme forte, comme moi » dit une mère à sa fille. Dilemme : si je deviens mince, je fais mentir ma mère et je m'écarte de la loyauté familiale qui veut que toutes les femmes soient « fortes ». De fait, elles le sont aussi par leur corpulence ! C'est l'exemple-type d'une croyance limitante masquée sous un assemblage cognitif erroné. Celle-ci peut être remplacée par une palette de choix plus large à l'aide d'exercices cognitifs : dans ce cas, quelle qualité bénéfique peut me transmettre ma mère (plutôt que son surpoids) ou comment sait-elle traduire sa « force » autrement que par le surpoids ?

Dans ma pratique, pour désamorcer la croyance-frein cachée dans la phrase assassine, je commence par assouplir la croyance en posant des questions clé :

« Qui dit ça ? »

« Et vous, qu'en pensez-vous ? »

« Avez-vous déjà constaté le contraire ? »

« Avez-vous des exemples où ce n'était pas vrai ? »

La phrase présentée comme une vérité sans appel se transforme peu à peu en interrogation. Puis nous regardons ensemble le sens et l'impact de cette phrase sur la psyché. Cela provoque en général – quand l'impact est conscientisé – un mini-choc émotionnel de voir en face l'énormité de cette « vérité » avalée toute crue pendant longtemps. L'usage de l'humour et du rire est bienvenu comme d'ailleurs dans les exercices cognitifs qui décrochent la croyance cachée dans la phrase assassine. Soit l'impact de la croyance est désamorcé par ce processus, soit il est nécessaire de rechercher comment élargir le champ de cette croyance comme dans l'exemple ci-dessus : « Tu es une femme forte, comme moi ».

Chapitre 3.

Atmosphère autour de la naissance L'empreinte du projet parental

« J'ai décidé d'être heureux parce que c'est bon pour la santé. »

Voltaire

Pour déclencher le Déclic Minceur, les 9 clés du portail Minceur doivent être recherchées non seulement dans la vie de la personne concernée par le surpoids mais aussi dans l'empreinte du projet parental et l'atmosphère autour de la naissance (chapitre 3) ainsi que dans la mémoire familiale par la généalogie (chapitre 4).

L'empreinte du projet parental, c'est l'étude de l'atmosphère familiale autour de la conception, la vie *in utero*, la naissance et la toute petite enfance jusque vers trois ans et la résonance des événements marquants avec le dysfonctionnement lié au surpoids, les thèmes des 9 clés : mes parents (ou l'un d'eux) ont-ils vécu et ressenti des chocs émotionnels et psychologiques similaires, c'est-à-dire mettant en jeu les mêmes thèmes et donc les mêmes clés ? Par exemple : mes parents ont-ils vécu une installation à l'étranger ou une expropriation (avec un ressenti d'abandon) ? Ont-ils subi une lourde perte, faillite ou chômage (avec ressenti de la pénurie) ? Ont-ils fait l'expérience d'une absence avec un décès, une maladie, un divorce, un emprisonnement (avec ressenti du vide) ? Et ainsi, tous les événements importants de vie peuvent être passés en revue s'ils ont un rapport avec les thèmes des 9 clés du portail Minceur. À noter que les événements marquants peuvent être *aussi bien positifs que négatifs* pour inscrire leur trace dans l'empreinte du projet parental. Mais en général, l'ascension sociale ou le succès vécus pleinement comme réussite et épanouissement par les parents ne génèrent pas de problème de surpoids. En revanche, ils sont un très bon moteur pour l'enfant quand ils s'inscrivent dans son cerveau. Pendant toute la période concernée par l'empreinte du projet parental, le cerveau du bébé ou du petit enfant absorbe comme une éponge ce que vit le couple des parents.

Pour saisir l'incidence de l'empreinte du projet parental, il faut partir du postulat suivant, fondé sur un constat : le conflit psychologique des parents ou de l'un des deux parents (choc émotionnel ressenti par les parents ou par l'un d'eux) peut rester psychologique, s'intensifier chez le bébé en gestation ou passer dans la biologie de l'enfant à plus ou moins long terme. Le cerveau « écrit » le programme, cette fois avec les éléments de stress des parents, le transmet à l'enfant qui le garde en réserve. À la faveur d'un événement-bis dans la vie de l'enfant devenu adulte, celui-ci pourra matérialiser dans sa biologie le stress du couple parental, du père ou de la mère. Par exemple, si l'adulte est confronté à une pénurie – ou peur de la pénurie – au cours de sa vie (événement-bis), choc émotionnel déjà enregistré dans son cerveau quand il était l'enfant par l'empreinte du projet parental, il pourra déclencher le programme surpoids (cf. chapitre 11, Lucie ou la récurrence de la pénurie).

Conception et matérialisation du projet dans le monde des objets

Pour comprendre la logique de l'empreinte du projet parental, prenons un exemple de « projet » dans le monde des objets : le stylo (exemple adapté librement des recherches de Marc Fréchet et Claude Sabbah).

- **Phase immatérielle : le sens du projet sous forme de pensée, concept ou idée**

Il y a deux cents ans, le stylo n'existait pas. On écrivait à la plume. Le stylo était dans sa phase immatérielle. Puis il est devenu le projet de son inventeur. Pour qu'il y ait projet, il faut qu'il y ait un sens (un objectif). Le stylo, à son origine, est un projet du type : écrire avec un objet plus rapide et plus pratique qu'une plume qui nécessite d'autres accessoires (encre dans un encrier extérieur, sel ou buvard pour sécher l'encre).

- **Phase matérielle : l'expression du sens du projet**

L'objet est créé, le stylo. Il exprime son sens : écrire plus rapidement – et de façon plus pratique – qu'avec une plume trempée dans l'encre (l'encre est intégrée au corps de l'objet).

Précisons que le stylo n'est pas le projet (pensée, concept ou idée). Le stylo dans sa forme finale est la matérialisation du projet qui exprime le sens du projet. Pendant toute sa vie de stylo, il va exprimer le sens du projet. Ainsi fonctionne également le genre humain...

Conception et matérialisation du projet dans le monde des humains

Pour comprendre la logique de l'empreinte du projet parental, imaginons que le « projet » dans le monde des humains soit l'enfant.

- **Phase immatérielle : le sens du projet sous forme de pensée, concept ou idée – souvent inconsciente – du couple parental ou de l'un des parents**

Avant sa conception, l'enfant n'existe pas. Il est dans sa phase immatérielle. À ce moment, imaginons que les parents vivent une situation de précarité matérielle (clé de la peur de la pénurie et du manque). Ce choc émotionnel passera dans la psychologie et/ou dans la biologie de l'enfant. Le programme de survie surpoids sera inscrit chez lui en réserve jusqu'à son actualisation – ou pas – par un événement-bis.

- **Phase matérielle : l'expression du sens du projet**

L'enfant naît : il va exprimer dans sa psyché et/ou dans sa biologie le sens du projet – inconscient – de ses parents : calmer la peur du manque en emmagasinant des réserves. Traduction sur le plan biologique : en produisant de la graisse (le programme surpoids est « écrit » : la nourriture est irrésistible). Dès que, dans sa vie, l'enfant, et plus tard l'adulte, rencontrera un événement-bis rappelant la peur du manque (de nourriture, d'argent, d'amour...), le cerveau déclenchera le programme de survie/surpoids.

La question clé concernant l'empreinte du projet parental est : « Quelle était l'atmosphère familiale, les faits marquants dans votre famille pendant la grossesse de votre mère et votre petite enfance ? » Ou d'autres : « Quels projets avaient vos parents ? Dans quel contexte évoluaient-ils ? Quels ont été les événements de leur vie à cette période ? »

L'antidote : mise en place du transposé inverse de l'empreinte du projet parental limitant

Pour désamorcer le programme, il faut mettre en place **consciemment le transposé inverse**. Si j'ai le programme surpoids actionné par la clé de la pénurie et du manque, pour désactiver l'empreinte du projet parental, je vais mettre en œuvre le transposé inverse de « pénurie », c'est-à-dire « abondance ». Mais attention, pas l'abondance de nourriture ! Vous vous souvenez que le cerveau entend réel, symbolique et imaginaire de la même manière : pour lui, c'est réel. Dans ce cas, « l'abondance » peut se traduire par abondance d'amour (et d'attentions à dire, à donner et à recevoir), abondance d'idées créatives, abondance d'argent éventuellement, la générosité, la confiance dans la vie, dans l'avenir...

Quelques pistes à titre d'exemple pour les 9 clés du portail Minceur verrouillées par l'empreinte du projet des parents ou de l'un des deux parents lorsque le projet est limitant pour l'enfant :

- **Clé n° 1 : la clé de l'abandon et son transposé inverse**

  Mettre en œuvre des projets, des plans, favoriser le rapprochement (relationnel, affectif, tactile...), encourager la tendance à rassembler, à réunir (contexte social, associatif, amical, familial...), apprendre à intégrer les parties – intimes – de son propre puzzle.

- **Clé n° 2 : la clé de l'autorité et son transposé inverse**

  Par la *vraie* confiance en soi.

  Si « j'en impose », développer la subtilité, la flexibilité, la sollicitude, l'attention aux autres et à soi-même.

Si « on m'en impose », développer l'assertivité, la fermeté, la persévérance.

- **Clé n° 3 : la clé de la pénurie et son transposé inverse**

Reprendre l'exemple développé dans l'introduction (p. 42) pour illustrer le principe du transposé inverse.

- **Clé n° 4 : la clé de la protection face aux cris et agressions et son transposé inverse**

Développer un monde intérieur riche et régénérant (écriture, lecture, peinture, toutes les formes d'art, la relation au corps, aux sensations...), un espace intime apaisant et préservé (par exemple au sens symbolique : la décoration et la douceur de son intérieur). Prendre soin de son corps, devenir réconfortant pour soi-même.

- **Clé n° 5 : la clé du vide, de la solitude et son transposé inverse**

Développer des activités qui « remplissent » profondément de joie, d'enthousiasme, de passion, des activités conviviales, de groupe, d'échange, d'ouverture sur le monde extérieur et/ou sur la richesse intérieure avec la notion de lien, de développement personnel et/ou d'appartenance spirituelle. Savoir être un compagnon/une compagne de qualité pour soi-même avec humour, avec recul et avec tendresse.

- **Clé n° 6 : la clé de la peur et son transposé inverse**

Développer le sentiment de sécurité intérieure (trouver des ressources internes sécurisantes) et extérieure (pratiquer une activité physique épanouissante, s'entourer de personnes fiables...).

- **Clé n° 7 : la clé de l'exil et son transposé inverse**

Voir l'association de la clé de l'abandon et de la clé de l'autorité.

- **Clé n° 8 : la clé du rejet d'une partie du corps et son transposé inverse**

Réhabiliter la partie du corps concerné avec le même regard bienveillant et attendri, les mêmes gestes de douceur que si vous consoliez un enfant blessé, oublié ou abandonné. Vous pouvez appliquer les exercices développés aux chapitres 5 et 6.

- **Clé n° 9 : la clé du stress de la silhouette et son transposé inverse**

Apprivoiser son corps, faire de l'ennemi un ami en se considérant dans une vision d'ensemble : réunifier le physique, le psychique et l'intellect. C'est la réconciliation « body-mind » des Nord-Américains.

Acte symbolique : imaginer concrètement son corps avec l'objectif du poids réaliste souhaité en le visualisant par une image, en entendant un compliment admiratif marquant afin de faire tout de suite de son corps un allié, ayant la sensation du bien-être retrouvé.

Pour mettre en place efficacement et immédiatement le transposé inverse du projet parental limitant, utiliser les techniques mentales (chapitre 5) ainsi que les techniques de relaxation (chapitre 6) et poser sans tarder des *actes symboliques simples et même dérisoires* et les multiplier : ils aident à une mise en route rapide du Déclic Minceur. Par exemple, le transposé inverse de la pénurie : l'abondance et pourquoi pas, le luxe ? Imaginons que j'ai toujours rêvé de verres en cristal car je n'ai connu chez moi que les verres grossiers. Je ne peux m'offrir tout un service. Pour mon anniversaire, je demande que l'on m'offre (mes amis, mon mari...) deux magnifiques verres pour le vin dont nous nous servirons couramment (par exemple tous les week-ends) avec mon mari ou bien je demande un bijou de cristal créé par Baccarat ou Swarowski. L'idée du luxe – ici reliée à l'abondance – est présente et réalisée avec les moyens dont je dispose. Grâce à la créativité et à l'inspiration, il est conseillé de démultiplier les actes symboliques qui concernent le transposé inverse du projet parental vous concernant.

Chapitre 4.

« Oh là, mes aïeux ! » La mémoire familiale

« Il est parfois nécessaire de se taire pour délivrer la parole juste. »
Christian Bobin

Depuis les travaux de Anne Ancelin-Schützenberger sur la généalogie, puis les travaux sur la psychogénéalogie de Bert Helllinger et, à sa manière, de Alexandro Jodorowski, nous savons qu'il existe une mémoire familiale, c'est-à-dire que des événements vécus par les ancêtres peuvent influencer nos vies (notamment dans les conflits non résolus). Une transmission d'héritage en quelque sorte. Ces conflits non résolus passent par la mémoire familiale jusqu'à ce qu'ils trouvent leur libération, c'est-à-dire leur solution. Dans votre vie, vous pouvez être ce *maillon résolutoire* et apaiser les tensions de l'héritage familial. Quelques principes simples vont vous permettre de repérer avec quel(s) ancêtre(s) vous êtes particulièrement en affinité de mémoire, sans se prétendre pour autant un spécialiste de la généalogie !

Dans l'optique du livre, nous examinerons seulement les thèmes reliés au surpoids que ce soit sur le plan réel, symbolique ou imaginaire. Vous rechercherez qui, dans vos ancêtres, était en surpoids, qui a vécu des dysfonctionnements alimentaires (guerre, camp, famine ou suralimentation...) et aussi qui a vécu des événements reliés aux 9 clés déjà étudiées : abandon, autorité, pénurie, exil... Commençons par la base : l'arbre généalogique.

L'arbre généalogique simplifié

- Le minimum à savoir pour dresser l'arbre généalogique simplifié :

Les △ symbolisent les hommes, les ○ symbolisent les femmes. Dans un couple la femme est à droite (en regardant la feuille), l'homme est à gauche. Je commence par me positionner au centre du tableau puis, avec leurs prénoms, date de naissance, mes parents, ma fratrie, mes grands-parents, oncles, tantes, cousins, arrière-grands-parents. Représenter au moins trois générations. Les fausses-couches ou avortements – autant que je les connaisse – sont portés sur le tableau. Ils comptent comme un enfant. Dans le schéma ci-dessous mon père n'est pas le 3e, mais le 4e enfant de la fratrie.

- **Une règle simple : dessinez ce que vous dites !**

Ensuite, je surligne les personnes ayant vécu des événements ou chocs émotionnels-psychologiques faisant écho aux thèmes qui me concernent parmi les 9 clés (abandon, pénurie, faillite, guerre, revers de fortune, exil...). Mes arrière-grands-parents émigrés de l'Europe du Nord ont-ils vécu un exil difficile à leur installation à Paris ? Ont-ils eu à se battre pour s'imposer ? À quel écho de mon histoire personnelle cela me renvoit-il ?

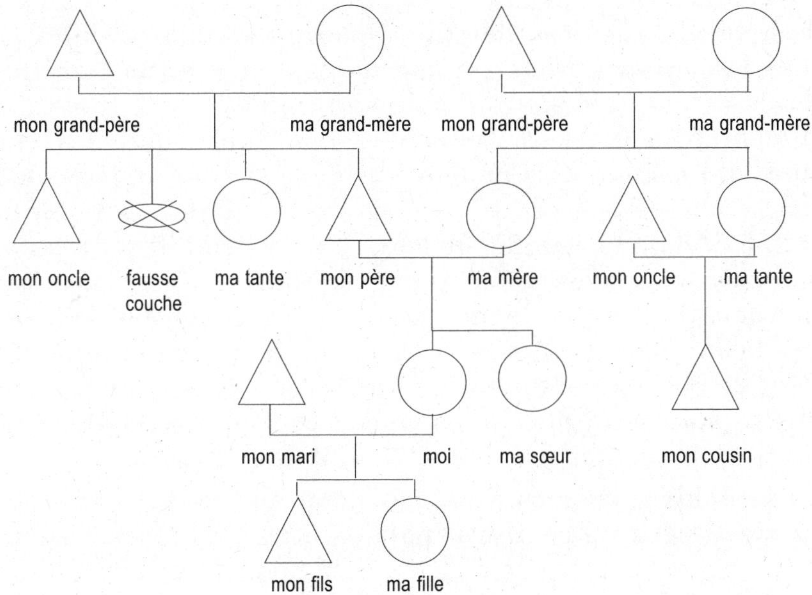

À qui suis-je relié(e) en réalité ?

• Le carré magique de la mémoire familiale

1	**2**	**3**
4	**5**	**6**
7	**8**	**9**

Le tableau se lit à la verticale. Les fausses-couches ou les enfants morts-nés sont à intégrer dans la fratrie à part entière.

Quel numéro ai-je dans la famille ? Si je suis n° 1 (l'aîné), il se peut que je possède une mémoire familiale en affinité avec les enfants n° 1 (comme moi), 4 et 7 de la famille. Qu'est-ce que cela signifie ? Je serai plus *sensible* aux conflits psychologiques et chocs émotionnels qu'ils ont vécus au cours des événements de leur vie. Si je suis n° 5, il se peut que je sois en écho avec la mémoire familiale des enfants n° 2, 5 et 8 de la famille. Je serai plus sensible à leurs conflits psychologiques et émotionnels. Mais ce n'est pas automatique, il n'y a pas de fatalisme ! Quoiqu'il en soit, je peux être le *maillon résolutoire* de cette chaîne et améliorer l'élément de l'héritage familial qui me bloque dans ma vie. Si je suis n° 9, je serai plus sensible aux conflits psychologiques et émotionnels des enfants n° 3, 6, 9 de la famille.

Exemple : si je suis n° 1 et que ma grand-tante, n° 4 de sa fratrie, a vécu un conflit d'abandon fort, il est possible que je sois en écho avec cette clé de l'abandon, engrangée dans ma mémoire familiale. Il est intéressant de se faire raconter l'histoire de cette grand-tante pour entendre analogiquement ou réellement les échos de ma propre histoire et libérer une tension qui ne m'appartient pas en propre.

En ce qui concerne l'arbre généalogique simplifié et les correspondances de mon histoire avec la mémoire familiale, il suffit parfois de laisser « respirer les ancêtres » en notant les affinités avec mon histoire pour que le conflit se désamorce. Tout dépend du degré d'impact sur ma vie actuelle. Une aide pratique : l'exercice de relaxation « Larguer les valises » (p. 125).

• Les ressemblances

Je peux être en affinité de mémoire avec une personne de la famille à qui je ressemble physiquement ou au niveau de mes attitudes, de mes hobbies, de mon comportement amoureux, de mon comportement social, professionnel. Exemple : l'oncle Jean *à qui je ressemble,* dit-on, a-t-il vécu un licenciement féroce qui actionnerait chez moi la clé de la pénurie et du manque ? A-t-il vécu une séparation amoureuse difficile et traumatisante qui activerait chez moi la clé de l'abandon ?

- **Les prénoms**

Je coche les membres de la famille qui portent soit le même prénom usuel que moi, soit mes prénoms de 2e ou 3e rang ou bien des prénoms issus de la même racine. Exemple : si je m'appelle Pascal, je suis attentif à toutes les Pascale, Pascaline, Paquo, Paquita de ma généalogie mais aussi à Agnès, dont une racine vient de l'agneau pascal (de Pâques) et les dérivés Anne, Inès... Vous pouvez vous aider en consultant des dictionnaires de prénoms à la bibliothèque.

- **Les dates de naissance et de décès**

Je relève tous les membres de ma famille nés ou décédés autour de ma date de naissance. Quel héritage de mémoire familiale m'ont-ils laissé ?

Toutes ces informations sont données à titre d'indication. L'objectif n'est pas de mener une étude approfondie sur la généalogie, mais plutôt de mettre à jour, à travers la grille de lecture des 9 clés du portail Minceur, les pistes qui pourraient être un frein au Déclic Minceur.

En même temps, il est très plaisant de « rendre visite » à ses ancêtres avec un œil de Sherlock Holmes bienveillant. Lorsque la cueillette des fruits de l'arbre comporte des fruits amers, c'est l'occasion de les regarder de plus près comme des faits objectifs qui sont là pour nous indiquer toutes nos aspérités et apprentissages à déduire. Lorsque la cueillette comporte une multitude de fruits appétissants, c'est savoureux et valorisant de plonger dans ses racines. Il n'existe aucun arbre qui ne produise, dans toute sa vie d'arbre, que des fruits irréprochables !

B. LA MOTIVATION MINCEUR

Chapitre 5.

Passeport pour la réussite de l'objectif Minceur : le mental comme outil

« Ce qui te manque, cherche-le dans ce que tu as. »

Koan zen

Une idée très répandue injecte dans nos neurones un poison puissant : « Pour mincir, il faut une volonté de fer ! ». Avec vos connaissances des 9 clés du portail Minceur, vous voyez bien que cela fait appel à la clé de l'autorité (on s'en impose à soi-même) et l'application de cette phrase péremptoire, tranchante comme un couperet : la volonté de fer, aurait l'effet inverse du résultat visé à moyen terme. Les kilos perdus réapparaîtraient après quelque temps de régime strict et autoritaire : c'est l'anti-flexibilité par excellence. La volonté de fer est tout le contraire de ce qu'il faut quand on s'engage dans un processus minceur. C'est parce qu'elle est confondue avec *la motivation*. La première (la volonté) fait appel seulement à l'hypermaîtrise au niveau conscient, la seconde (la motivation) a des racines profondes. Elle doit être découverte pour être canalisée par un objectif et s'orienter vers la réussite. Maintenir le cap sans être dans la contrainte forcenée. Vous êtes comme le navigateur aux commandes de son bateau (le cerveau et le corps), il donne des instructions et la direction mais c'est la mer qui le porte (la motivation).

Qu'elle soit consciente ou sous-jacente, la *motivation* fait déplacer des montagnes et réaliser des exploits. La motivation se situe au niveau des valeurs de l'individu. Du latin *motivus*, « relatif au mouvement », la motivation est le moteur qui nous fait avancer. Sans motivation, pas d'action. Malgré les idées reçues de leur temps, malgré les « c'est impossible », malgré les railleries, c'est la puissance de leur motivation qui pousse Newton à fabriquer le premier télescope, Pierre et Marie Curie à découvrir la radioactivité, Blériot à traverser le premier la Manche en avion. La motivation, sous-tendue par un objectif, a toutes les chances d'atteindre son but.

Maintenant, nous y sommes : le Déclic Minceur s'est enclenché après le décryptage des 9 clés du portail Minceur. Prochaine étape : mettre en route l'objectif et stimuler la motivation avec des techniques mentales simples notamment issues de la PNL[1] et de la relaxation (chapitre 6).

1. La PNL (Programmation Neuro-Linguistique) est une méthodologie qui regroupe un ensemble cohérent d'outils visant à une meilleure relation à soi-même et aux autres. La PNL (NLP en anglais) a été créée au milieu des années 1970 par deux scientifiques américains : Richard Bandler, spécialiste en cybernétique puis thérapeute, et John Grinder, professeur de linguistique à l'Université de Californie de Santa Cruz. Bandler et Grinder ont eu l'idée d'observer dans leur pratique et de prendre pour « modèles », les meilleurs communicateurs et thérapeutes de leur temps (Fritz Perls pour la Gestalttherapie, Virginia Satir pour la systémique et les thérapies familiales, Milton Erickson pour l'hypnose...) avec, pour objectif, d'en tirer des « modèles d'excellence ». Une grande partie des exercices proposés sont issus de leurs recherches et de celles de leurs continuateurs comme Robert Dilts.

Véritable passeport pour la réussite de l'objectif Minceur, les techniques mentales permettent de mettre en place un processus de changement (de comportements, de croyances, d'habitudes...) sans effort insurmontable. En effet, chacun possède ou peut acquérir les ressources dont il a besoin pour atteindre ses objectifs et se réaliser. Là encore, c'est le cerveau qui « travaille » avec des techniques mentales simples orientées vers l'objectif que nous lui fournissons consciemment. Il déprogramme un modèle erroné qui nous limite, qui nous « empêche de... » et il reprogramme un modèle plus épanouissant que nous déterminons nous-même. C'est pourquoi *la détermination de l'objectif est essentielle* et demande un soin particulier. À noter que les sportifs de haut niveau (ski, golf, tennis notamment) ont recours aux techniques mentales pour s'entraîner, se relaxer, améliorer leurs performances ou se préparer à une compétition. Dans les exercices qui suivent, une grande part est réservée aux sensations. À chaque exercice, au moins trois de nos sens sur cinq (la vue, l'ouïe, le toucher, l'odorat et le goût) sont sollicités afin que l'image évoquée prenne une *consistance,* s'imprègne de couleurs, de sons, de ressenti interne et externe pour s'imprimer dans la mémoire. Sinon elle aurait l'évanescence du rêve et ne pourrait s'ancrer dans la réalité : aucun changement ne pourrait s'installer durablement.

Les exercices sont développés avec des exemples concrets d'application. Certains peuvent être pratiqués seul, d'autres supposent un accompagnement. Que les praticiens des techniques mentales me pardonnent : j'ai donné à chaque exercice un titre qui souligne son but ou son utilité dans la perspective du Déclic Minceur à la place du titre original habituellement utilisé !

Les techniques mentales (dont la PNL est un représentant), à quoi ça sert ? Elles offrent des outils pratiques indispensables pour :

- fixer l'objectif Minceur et le réaliser,
- renforcer la motivation profonde,
- atteindre son poids de forme et le maintenir durablement avec plaisir,
- lever les freins « cachés » qui ralentissent le processus,
- faire le deuil de son ancienne apparence,
- se projeter dans sa nouvelle silhouette,
- neutraliser les aliments « signal rouge », source de compulsion.

Vous pouvez considérer ces exercices comme une préparation mentale de la même façon que les sportifs font une préparation mentale et physique avant chaque exploit.

Imaginez que vous disposez d'une caméra virtuelle qui filme votre image anticipée de quelques mois, demandez-vous :

- Qu'est-ce que je vois ?
- Quel compliment j'entends ?
- Qu'est-ce que je ressens dans ce corps mince ?

Vous êtes prêt(e) ? Nous aborderons chronologiquement les exercices suivants :

- Application 1 : SAME, c'est quoi un objectif ?
- Application 2 : Fixer mon objectif Minceur : éclaircir l'horizon.
- Application 3 : Comment suis-je resté(e) en panne sur un événement de mes 3, 7 ou 10 ans ?
- Application 4 : Douleur-plaisir : je peux choisir !
- Application 5 : C'est comme si j'étais déjà mince !
- Application 6 : La technique du coup de fouet.
- Application 7 : Aliment indésirable : Ouste, dehors !
- Application 8 : De l'échec à la réussite.

- Application 9 : Besoin d'un petit coup de pouce ? Un booster : le carré magique.

Application 1 : SAME, c'est quoi un objectif ?

Pour être réalisé, un objectif – c'est-à-dire le but réaliste à atteindre – s'appuie sur une structure à quatre piliers : le SAME. L'objectif doit être : ***Spécifique***, ***Atteignable***, ***Mesurable***, ***Écologique***.

• **SPÉCIFIQUE** et précis, positif (énoncé en termes actifs et affirmatifs) et au présent. Par exemple : *Je veux et je peux peser ... kilos* ou : *Je veux absolument peser ... kilos et je m'en donne les moyens aujourd'hui.*

Le cerveau imprime l'image de ce que je dis, c'est pourquoi l'objectif est à fixer sur un mode affirmatif. Il ne tient pas compte des « ne pas ». Si je vous dis : « Essayez de ne pas imaginer un éléphant rose ». Qu'est-ce qui vient immédiatement à votre esprit ? Dire : *« Je veux être mince et peser ... kilos »* plutôt que : *« Je ne veux plus être grosse » !*

• **ATTEIGNABLE** et réaliste. Cela me paraît-il réaliste d'être mince ? Quel poids est-ce que je souhaite atteindre ? Le poids réaliste est le poids de forme, un poids que vous avez déjà pesé lorsque vous vous sentiez au top de vos capacités... et pas sous-alimenté(e) ! Il n'y a pas de règle fiable en matière de poids ou plutôt il y a trop de règles. À titre d'information, je vous livre deux règles communément utilisées par les spécialistes de la diététique et de la santé pour le calcul du poids :

La première règle est très simple : c'est *la règle du « -10 »*. Si la femme mesure 1m60, son poids de forme se situe autour de 50 kg. Si elle mesure 1m75, son poids de forme se situe autour de 65 kg. Pour les hommes, le poids de forme doit être équivalent à la valeur des centimètres après le mètre : si un homme mesure 1m75, son poids de forme se situe autour de 75 kg, s'il mesure 1m85, son poids de forme se situe autour de 85 kg. C'est une règle assez rigide qui ne correspond pas à toutes les morphologies. Elle risque de heurter par exemple les personnes qui ont une charpente osseuse solide, notamment les femmes qui, si elles ont ce type de morphologie, pèsent autour de 70 kg pour 1m70. Surtout, ne vous sentez pas hors normes si vous ne correspondez pas à cette règle !

La deuxième règle, *l'Indice de Masse Corporelle (IMC)* ou, en anglais, *Body Mass Index (BMI)* se calcule en divisant le poids en kilos par deux fois la taille en mètres :

IMC = poids en kg : (taille x taille) en mètres

Par exemple, une personne qui mesure 1m60 et pèse 62 kg aura un IMC de 24,2 kg.

L'IMC est accompagné d'un tableau indicateur qui définit :

un poids pathologique s'il est inférieur à 17

un poids insuffisant s'il est compris entre 17 et 20

un poids « normal » entre 20 et 25

une surcharge pondérale entre 25 et 30

une obésité s'il est compris entre 30 et 35

une obésité sévère entre 35 et 40

une obésité morbide (qui entraîne des maladies liées au poids) s'il est supérieur à 40

Je conseille de tenir compte essentiellement de votre *ressenti* par rapport au poids de forme, aidé par un professionnel si vous souhaitez avoir un regard plus objectif. Il y a les « plutôt minces » et les « plutôt rond(e)s ». Cela dépend de la musculation et de la structure du squelette. À vous de ressentir votre corps tel que vous l'aimez. N'essayez pas d'atteindre un poids jamais pesé, ce serait de courte durée et probablement nuisible physiquement et psychologiquement.

D'ailleurs, avec la Boussole alimentaire (chapitre 7), le poids se stabilise au niveau le plus juste pour vous. En principe, il correspond à l'objectif énoncé si celui-ci est réaliste et atteignable.

• **Mesurable** et observable. Quel délai réaliste je me donne pour ma perte de poids ? Par exemple : « Avant le 31 décembre, je veux et je peux peser ... kg » ou : « Avant l'été, je veux et je peux peser ... kg ». Compter une perte de poids de 1 à 2 kg par mois. Se fixer *au moins un critère* (deux ou trois, c'est plus sûr) pour répondre à la question : Comment saurai-je si j'ai atteint mon objectif ? Par exemple : « Quand je me sentirai bien dans ma peau » ou « Quand je ferai du 40 ».

• **Écologique** : Suis-je entièrement d'accord avec le fait de mincir ? Y a-t-il une partie en moi qui résiste ?

Si une partie en vous n'est pas d'accord, elle peut mettre un frein. Les résistances inconscientes à la perte de poids peuvent se trouver :

- Soit dans les petites phrases assassines (chapitre 2, p. 57) comme : « Les ronds sont gais, les maigres sont tristes », « Si je mincis, je vais avoir l'air malade », « Avec moins de kilos, je serai moins résistant(e) ».

- Soit dans les craintes : la peur de ne plus plaire à son mari : « Mon mari aime les femmes plutôt rondes » – d'être dans le passé ou le futur : « J'ai déjà essayé, ça n'a pas marché », « J'ai déjà entrepris beaucoup de choses il y a 5 ans, 10 ans... » (tonalité d'échec : être dans le passé), « Est-ce que je vais y arriver, je n'y crois qu'à moitié » (tonalité d'échec : être dans une projection négative du futur).

- Ou encore dans les bénéfices secondaires : « Mon poids et mes régimes sont au centre de mes préoccupations, que mettre d'autre à la place quand je serai mince ? », « Je ne séduis pas parce que je suis en surpoids. Et après, comment me débrouiller avec la séduction ? Je ne sais pas faire ! »,

« Je ne trouve pas de travail à cause de mon physique enrobé. Et si je ne trouve toujours pas après mon amincissement, pourrai-je toujours accuser mon physique ? »

- À noter : Il est utile d'être simplement vigilant(e) pour ne pas traiter le surpoids comme un bouc émissaire à l'origine de tous vos maux. Même si vous pensez qu'il contribue à votre malaise, il n'en est pas à 100 % responsable. Sinon, il fait fonction de « symptôme poubelle » dans lequel vous déversez tout ce qui ne marche pas dans votre vie : relation, travail, couple. Par exemple, « *parce que je suis en surpoids* : je n'ai pas d'amis » (n'y a-t-il pas d'autres comportements qui génèrent cet isolement social ?), « je n'ai pas de relation amoureuse » (qu'est-ce que je crains d'une relation amoureuse, comment je m'y prends, quel rôle j'y joue ?), « je ne trouve pas de travail » (qu'est-ce que je mets en œuvre ?), « je n'arrive pas à faire ma place » (quelle valeur je m'accorde ?), etc. Il est difficile de se débarrasser des kilos superflus s'ils sont une excuse « fourre-tout » aussi pratique. Pour les perdre, il est nécessaire de les dépoussiérer de leurs bénéfices secondaires – réels ou imaginaires – et de voir quelles stratégies mettre en place pour résoudre la question du manque d'amis, de relation de couple, de relation professionnelle, etc. Alors le déclic Minceur peut se mettre en route.

Pour l'enclenchement du processus minceur et un résultat optimal, toutes les parties de vous-même doivent être en accord avec votre objectif. Il est temps maintenant de fixer l'objectif Minceur.

Application 2 : Fixer mon objectif Minceur, l'art d'éclaircir l'horizon

Si j'éclaircis l'horizon, je peux atteindre mon objectif Minceur. Au préalable, je m'interroge sur ma *motivation* et mes *freins* en me posant les questions suivantes :

Quelle est la situation actuelle ? Je pèse 60 kg pour 1m60.

Quel est mon objectif ? Je veux peser 50 kg pour 1m60.

Est-ce réaliste ? Ai-je déjà pesé ce poids ? Oui, c'est réaliste d'après la règle de l'IMC et des « -10 ». De plus, c'est mon poids de forme, je le sens à l'énergie que j'ai à ce moment-là. J'ai déjà pesé 50 kg pour 1m60 pendant de longues périodes dans ma vie.

Quel intérêt ai-je à maigrir ? Qu'est-ce que ça m'apportera que je n'ai pas ou que j'ai moins du fait du surpoids ? Indépendance, fierté, harmonie, plus de séduction, légèreté de ma démarche.

En devenant mince, que pourrais-je craindre de perdre ? Rien ! (Insister) *Qu'est-ce qui pourrait faire obstacle ? S'il y avait quelque chose à craindre, ce serait quoi ?* Rien. *Vraiment rien ?* Faire sortir les craintes et les obstacles qui sont des freins en puissance. Par exemple : je ne me sens pas prête.

Rappel des principales résistances répertoriées en cours d'application :

- Crainte de ne plus être aimé(e) en devenant mince (mon mari ou ma femme qui aime les rond(e)s, mes parents aiment me voir bien portant(e), pour eux, cela veut dire enrobé(e) ou pour eux la nourriture, c'est leur manière de me dire leur amour... Si vous cherchez bien, il y en a sans doute une autre).
- Peur de l'échec : « Ça ne marchera pas ».
- Être dans le passé : « J'ai entrepris beaucoup de choses il y a 5 ans, 10 ans ».
- Être dans le futur : « Est-ce que je vais y arriver ? »

Alors qu'est-ce qui m'empêche de commencer ? Je crains que ce soit astreignant, long, dur, c'est un esclavage, beaucoup de privations en perspective... (adoucir les craintes, c'est-à-dire trouver des ressources positives dans des expériences vécues dans un tout autre contexte et transférer ces ressources à l'objectif actuel). Par exemple : *Qu'est-ce qui m'empêche de commencer ?* Il faut de la volonté ! *De la volonté ? Et si c'était plutôt de la motivation. Dans quel contexte de ma vie ai-je déjà fait preuve de motivation ?* (installation d'une ressource avec les sensations) : ce que je voyais, ce que j'entendais, ce que je ressentais dans ce contexte, l'impression délicieuse dans mon corps, quel goût me revient à l'esprit, quel parfum ? Je pourrais ressentir la même chose pour ma motivation à mincir : « Pour moi, c'est important car je me sentirai plus (en harmonie, plus...), cela m'apportera (quelque chose que je n'ai pas ou que je souhaite avoir davantage : un épanouissement...) ».

Laisser le temps de s'imprégner de toutes les sensations agréables. Le faire dans un état de relaxation semi-hypnotique car l'inconscient trouve les solutions mieux que le conscient.

Quelle autre ressource ai-je déjà utilisée pour me motiver ? Exemple : Dans un autre contexte, je me suis vue après la réussite de mon examen professionnel et je me suis dit : ça, c'est une réussite ! Puisqu'elle me revient en mémoire de façon aussi vivante et qu'elle a déjà été efficace, elle le sera pour mon processus Minceur. Je me remémore avec toutes les sensations de cette ressource. Je l'applique à mon processus Minceur (les étapes, les sensations, les bénéfices).

Quand est-ce que je veux mettre en route ce processus ? À partir du ...

Quels résultats j'obtiendrai dans ... mois quand j'aurais mon poids idéal ? Voir son image en situation positive (ce que je vois, ce que je sens, ce que j'entends : mon corps au bord de la mer, je me vois en maillot de bain, la sensation agréable des pieds foulant le sable) .

Combien de temps faut-il pour le réaliser ? ... mois. Compter une perte de poids progressive de 1 à 2 kg par mois afin de préserver les tissus.

Quel résultat j'aurai obtenu dans ... mois quand j'aurai mon poids de forme ? Visualiser votre image avec le poids de forme, visage souriant, contexte précis agréable avec toutes les sensations (visuel, auditif, tactile...), légèreté dans la démarche...

Et dans deux ans ? Se visualiser dans un contexte précis avec toutes les sensations, même poids de forme.

Et dans dix ans ? Idem.

Application 3 : Comment suis-je resté(e) en panne sur un événement de mes 3 ans, 7 ans ou 10 ans ?

Lorsque vous ressentez un blocage pour réaliser un objectif, il est utile de vous retourner vers l'événement d'origine. L'interprétation que vous avez déduite de cet événement à 7 ans par exemple agit comme une panne qui n'aurait pas été réparée car l'enfant de 7 ans n'avait pas les ressources nécessaires à cette époque. Elle laisse une empreinte négative qui se transforme en frein.

Aujourd'hui avec mon regard d'adulte, dans un état de relaxation, il s'agit de revisiter cet événement et les événements suivants qui m'ont donné le même ressenti, la même impression, le même blocage, le même comportement *(je ne me sens pas capable de...)* et de trouver alors une ou plusieurs ressources dont je dispose maintenant qui m'auraient aidé(e) à « réparer la panne » de l'enfant que j'étais à 7 ans. Bien sûr, l'exercice ne modifie pas l'événement, il agit sur l'empreinte qui s'estompe.

Déroulement : Accompagné. L'exercice se déroule en partie les yeux fermés ou fixant un point au sol. Il s'instaure un jeu de questions-réponses entre l'accompagnateur et la personne :

• *Quel est le blocage ?* Je me sens découragé(e) avant de commencer, pas capable.

• *Qu'est-ce que vous ressentez quand vous dites cela ? Quel est l'effet dans votre corps ?* Je ressens de la tristesse et dans mon corps de la fatigue.

• *Où dans votre corps ?* La tristesse est au niveau du plexus solaire.

L'accompagnateur pose une ancre par la voix ou par un geste sur le bras droit (A- ancre négative) puis l'enlève. À noter : *l'ancre* est un stimulus (voix : inflexions plus graves ou plus lentes, geste : poser la main sur le bras par exemple) associé à un état interne (tristesse, gaîté, enthousiasme...) qui se traduit par des sensations dans le corps. Dès que l'ancre est actionnée, elle permet de retrouver les sensations, images, sentiments, événements liés à cet état positif ou négatif.

• *Que voudriez-vous mettre à la place ?* De la dynamique.

• *Cela vous permettrait quoi ?* De me sentir enthousiaste, légère.

• *Y a-t-il un inconvénient à vous sentir enthousiaste, légère ?* Non.

L'accompagnateur pose à nouveau l'ancre (A-) sur votre bras pour vous aider à retrouver un événement similaire dans le passé (trouver entre 3 et 5 événements similaires).

• *Avez-vous déjà ressenti ce découragement à commencer quelque chose avec cette sensation de tristesse au niveau du plexus solaire ?* Oui, il y a 2 ans.

• *Racontez-moi le contexte. À quel âge cela s'est-il passé ?* (l'accompagnateur enlève l'ancre A-) C'était... (revoir l'événement en soi-même), j'avais 40 ans. *Quel nom donneriez-vous à cet événement ?* Je l'appellerai « plage ».

Pour retrouver un autre événement similaire, l'accompagnateur vous invite à remonter dans votre mémoire. En même temps, il pose l'ancre A- pour faire remonter l'événement, l'enlève pendant le récit, puis remet l'ancre et ainsi de suite jusqu'au souvenir d'origine ou du moins le souvenir le plus ancien qui fait surface. Par exemple : quatre événements sont retrouvés, en remontant dans le temps, à 40 ans, 29 ans, 15 ans et 7 ans (événement le plus ancré avec ces mêmes sensations. Exemple 7 ans : j'étais en classe de sport et je n'ai pas réussi à faire les exercices sur la poutre de gymnastique. Les autres enfants se sont moqués en répétant trois ou quatre fois : « Elle n'est pas capable, elle n'est pas capable ! »).

• *Au moment de l'événement le plus ancien, à 7 ans*, vous ouvrez les yeux, vous changez de position (dans votre fauteuil ou debout) et *vous regardez la scène. Aujourd'hui avec votre regard d'adulte, votre expérience de vie, quelle est la ressource dont la petite fille aurait eu besoin que vous pourriez lui donner pour faire face à cette situation ?* Exemple : j'aurais eu besoin de sentir monter en moi l'enthousiasme de la réussite : « Si, tu vas y arriver » et entendre mon professeur dire : « Moi, j'ai confiance en toi ». L'accompagnateur pose cette ancre positive (A+) sur l'autre bras et la maintient (si l'ancre est faite par la voix : la voix est plus rapide, plus forte ou plus enthousiaste !).

• *Décrivez-moi ce nouveau comportement avec votre ressource de l'enthousiasme de la réussite et de votre professeur qui dit : « Moi, j'ai confiance en toi ». Qu'est-ce que ça change ?* La petite fille se détend, elle se sent toute regonflée.

• *A-t-elle besoin d'une autre ressource pour se sentir capable ?* Non, c'est bien : enthousiasme + encouragement quand j'entends : « Moi, j'ai confiance en toi ». L'accompagnateur enlève l'ancre. À noter : L'ancre positive (A+) est posée pour donner une ressource à chaque événement négatif revisité. L'accompagnateur propose de parcourir le chemin de l'événement le plus ancien (cette fois dans le sens chronologique) 7 ans, puis 15 ans, 29 ans, 40 ans avec le même processus : poser l'ancre, rappeler la ressource ou les ressources positives (rajouter une nouvelle ressource si besoin) et continuer jusqu'à aujourd'hui avec satisfaction. Revenir au présent.

• *Et aujourd'hui, comment vous sentez-vous par rapport à votre objectif Minceur ?* Poser l'ancre (A+). Je le prends avec enthousiasme.

• *Et les paroles d'encouragement « Moi, j'ai confiance en toi » ?* Elles sont là aussi.

Imaginez une autre situation identique dans un an où vous avez besoin d'enthousiasme, comment la ressentez-vous ? Avec le même bien-être et la même satisfaction !

La panne est réparée et adoucie. Selon le blocage et l'importance de la « panne », cela peut demander un processus plus ou moins long d'une ou plusieurs séances. L'idée dans chaque application est de faire comprendre le processus à l'œuvre et de faire surgir un point de vue « aidant » : la ressource positive.

Application 4 : Douleur-plaisir : je peux choisir !

Pour mettre en place une image valorisante de mon corps à la place de l'image qui s'est dégradée, intérieurement (dans ma tête) et extérieurement (dans mon corps).

Déroulement : Seul ou accompagné. L'exercice est à répéter à chaque fois que vous sentez une tentation irrésistible vers la nourriture : au self, au restaurant, à la devanture du boulanger... Il s'effectue en quelques secondes. La première fois, pratiquer l'exercice en prenant le temps de bien l'installer, alors qu'il n'y a pas de tentation particulière.

• Situation : je vois le gâteau à la devanture du boulanger, mes papilles s'agitent.

• Aussitôt, je fixe un point en détournant mon regard qui change de place (il se détache du gâteau).

• Je fixe un point devant moi (à gauche pour les droitiers[1]). Je bâtis un *scénario affreux* : (ce que je vois) « je suis toute seule, je pleure, tout le monde me laisse », (ce que j'entends) « un homme en voiture crie : bouge ta graissse », (ce que je sens) « j'ai la chair de poule, j'ai honte ».

• Je fixe un point devant moi en une fraction de seconde (à droite pour les droitiers[2]). Je bâtis un *scénario très beau* : (ce que je vois, ce que je sens, ce que j'entends) : je suis en jean, mince, au bord de la plage avec mon futur mari. J'entends : quelle belle femme, quel charisme. Je sens : la douceur et la joie d'être près de la mer, aux Antilles avec mon futur mari. Je ressens que c'est agréable de se lever mince et légère.

• Pour optimiser l'efficacité de l'exercice, prendre toujours la même image de l'objectif : soi-même (visage et corps) toujours dans la même tenue (seule ou en couple ou avec enfant...).

Application 5 : C'est comme si j'étais déjà mince !

Le ***« comme si »*** est un outil très pratique qui permet d'atteindre l'objectif fixé. Faire *« comme si »* ne veut pas dire faire semblant : c'est vraiment ressentir l'attitude, les sensations éprouvées quand l'objectif est réalisé. Et se comporter dès aujourd'hui *« comme si »* l'objectif était déjà réalisé. C'est prendre une petite avance sur la réalité en quelque sorte. N'oubliez pas que le cerveau décrypte comme *réel* ce qui est imaginaire, réel ou symbolique.

1. À droite pour les gauchers.
2. À gauche pour les gauchers.

Déroulement : Seul ou accompagné. L'exercice se déroule avec les yeux ouverts fixant un écran devant vous. S'il y a un accompagnateur, il s'instaure un jeu de questions/réponses entre l'accompagnateur et la personne, sinon le dialogue se passe à l'intérieur. Il est plus difficile d'être juge et partie et plus confortable d'être accompagné :

• *Quel comportement vous ferait-il le plus plaisir d'avoir en vous sentant mince ?* J'aimerais pouvoir bouger avec aisance, fluidité, légèreté et le sourire aux lèvres.

• *Imaginez sur un écran devant vous une personne-modèle qui maîtrise ce comportement :* elle bouge avec aisance, fluidité, légèreté et sourire. Vous entendez également les sons, les paroles de cette scène.

• *Laissez-vous le temps d'imaginer la scène et le ressenti de la scène.* Par exemple : vous voyez la personne-modèle, votre nièce, se mouvoir avec aisance et insouciance au cours d'une fête d'anniversaire, elle salue la première fois tous les invités en se déplaçant avec toute la légèreté de son corps ; entendre les rires, les compliments sur sa tenue, voir son sourire, la fluidité avec laquelle elle se faufile pour attraper une coupe de champagne, etc.

• *Lorsque la scène est parfaite, les sensations bien présentes, substituez en imagination,* toujours en fixant l'écran devant vous, *votre propre image à celle de la personne-modèle* (votre nièce). Vous visualisez le même « film » en quelque sorte avec un changement d'acteur : *vous êtes le personnage principal.* Ajoutez quelques détails si besoin pour sentir davantage encore ces sensations d'aisance, de légèreté, de fluidité et de sourire lorsque vous bougez.

• *Revoir le dernier film (vous en personnage principal) 3 à 5 fois* afin que s'imprègne en vous le comportement à adopter (gestes, paroles, attitudes...).

• Vous décidez d'un *geste facile à retenir qui sera une ancre* pour vous (un stimulus gestuel comme un déclic. Exemple : pression du pouce et de l'index de la main droite l'un contre l'autre). Ce geste-déclic déclenchera dès aujourd'hui cette sensation et ce comportement d'aisance et de fluidité dans la réalité.

• *Imaginez successivement ce même comportement dans des situations futures* dans un mois, un an par exemple.

C'est une façon très efficace d'adopter dès aujourd'hui ce qui caractérise pour vous un comportement de mince.

Application 6 : La technique du coup de fouet

Elle est une aide importante sur le plan du comportement alimentaire. Elle s'applique quand « je veux me passer d'un aliment, je ne peux pas » ou « je veux intégrer un aliment que je n'aime pas beaucoup ».

Appelée « la technique du coup de fouet » car dans le premier cas elle fait prendre une distance avec l'aliment « signal rouge » qui apporte souvent beaucoup de graisse ou de sucre et peu d'éléments nutritionnels ; dans le second cas, elle transforme l'idée que j'ai d'un aliment que je n'aime pas beaucoup (souvent d'une bonne valeur nutritive, mais j'ai besoin de revaloriser son image !) en aliment acceptable, voire savoureux.

Déroulement : Accompagné. L'exercice se déroule avec les yeux ouverts en fixant un point en face de vous dans la pièce. Jeu de questions/réponses entre l'accompagnateur et vous-même :

Cas n° 1 : **« Je veux me passer d'un aliment (le rendre exceptionnel) et je ne peux pas ! »**

Une précision : cet exercice ne fonctionne pas en cas d'addiction (alcool, vin...).

• *Relaxé, vous fixez un point dans la pièce* ***en haut à droite*** (pour les droitiers, en haut à gauche pour les gauchers).

• *À cet endroit, en haut à droite, disposez l'aliment que vous aimez* et dont vous souhaitez vous passer ou que vous souhaitez manger exceptionnellement. Exemple : pain au chocolat, pizza, éclair au chocolat, fromage, etc. *À noter :* Travailler sur *un seul aliment à la fois* (un par exercice. Attendre quelque temps pour vous passer d'un autre aliment).

• L'accompagnateur pratique le questionnement suivant :

Comment est cette image ? Proche ou éloignée : Assez proche.

Claire ou sombre : Claire.

Nette ou floue : Nette.

Elle bouge ou elle est statique : Statique.

Elle est en noir et blanc ou en couleurs (lesquelles) : En couleurs, marron clair.

Elle est dans un cadre ou panoramique, dans une assiette ou sans assiette : Panoramique, sans assiette.

• L'accompagnateur reformule : en haut à droite, vous voyez le pain au chocolat. L'image est assez proche, claire, nette, statique de couleur marron clair, panoramique et sans assiette.

Laissez cette image en haut à droite. Maintenant, fixez un point dans la pièce ***en bas à gauche*** (en bas à droite pour les gauchers). À cet endroit, en bas à gauche, disposez l'aliment que vous détestez. Par exemple : les huîtres.

• L'accompagnateur pratique le même questionnement :

Comment est cette image ? Proche ou éloignée : Plus proche.

Claire ou sombre : Sombre.

Nette ou floue : Un peu floue.

Elle bouge ou elle est statique : Elle bouge.

Elle est en noir et blanc ou en couleurs (lesquelles) : Gris foncé.

Elle est dans un cadre ou panoramique, dans une assiette ou sans assiette : Panoramique, dans une assiette.

• L'accompagnateur reformule : en bas à gauche, vous voyez les huîtres. L'image est plus proche, sombre, un peu floue, elle bouge, elle est de couleur gris foncé, elle est panoramique et il y a une assiette.

Qu'est-ce que ça vous fait de manger des huîtres ? C'est dégoûtant, gluant. Poser une ancre négative (A-). Par exemple : main sur le bras gauche si droitier. Enlever l'ancre.

Reprenez l'image du pain au chocolat en haut à droite. Le « truc » : énumérer les caractéristiques négatives attribuées aux huîtres et les transposer sur le pain au chocolat.

• Vous rapprochez l'image, vous l'assombrissez, vous la rendez un peu floue, vous changez la couleur, vous la rendez plus sombre, gris foncé. L'image bouge un peu, vous la délimitez par une assiette.

Vous prenez l'ensemble de l'image et vous la descendez en bas à gauche à la place de l'autre. Poser l'ancre négative (A-).

• Si vous êtes entré avec toutes ces sensations négatives (vue, odorat, goût pour l'exemple) + l'ancre négative (A-), quand vous voudrez manger un pain au chocolat, vous aurez une sensation de dégoût comparable à celle que vous éprouvez pour les huîtres ! Au minimum, vous ne serez plus attiré(e) par le pain au chocolat comme s'il était un aimant irrésistible !

Cas n° 2 : **« Je veux intégrer un aliment que je n'aime pas beaucoup ».**

• *Relaxé, vous fixez un point dans la pièce* ***en haut à droite*** (pour les droitiers, en haut à gauche pour les gauchers).

• *À cet endroit, en haut à droite, disposez l'aliment que vous aimez.* Exemple : les pêches. L'accompagnateur pratique le questionnement suivant :

Comment est cette image ? Proche ou éloignée : Proche.

Claire ou sombre : Plutôt claire.

Nette ou floue : Nette.

Elle bouge ou elle est statique : Statique.

Elle est en noir et blanc ou en couleurs (lesquelles) : En couleurs, brun rouge.

Elle est dans un cadre ou panoramique, dans une assiette ou sans assiette : Panoramique, dans une assiette.

• L'accompagnateur reformule : en haut à droite, vous voyez une belle pêche. L'image est proche, plutôt claire, nette, statique, de couleur brun rouge, panoramique et dans une assiette

Qu'est-ce ça vous fait de manger une pêche ? c'est délicieux, ça sent bon. Poser une ancre positive (A+). Par exemple : main sur le bras gauche si droitier. Enlever l'ancre.

Laissez cette image en haut à droite.

• *Maintenant, fixez un point dans la pièce* ***en bas à gauche*** (en bas à droite pour les gauchers). À cet endroit, en bas à gauche, disposez l'aliment que vous n'aimez pas beaucoup et que souhaitez intégrer à votre alimentation. Par exemple : le fenouil. *À noter :* Travailler sur *un seul aliment à la fois* (un par exercice. Attendre quelque temps pour intégrer un autre aliment).

• L'accompagnateur pratique le même questionnement :

Comment est cette image ? Proche ou éloignée : Éloignée.

Claire ou sombre : Sombre.

Nette ou floue : Nette.

Elle bouge ou elle est statique : Statique.

Elle est en noir et blanc ou en couleurs (lesquelles) : Blanc vert.

Elle est dans un cadre ou panoramique, dans une assiette ou sans assiette : Dans un cadre et dans un plat.

• L'accompagnateur reformule : en bas à gauche, vous voyez le fenouil. L'image est éloignée, sombre, nette, statique, elle est de couleur blanc vert, elle est dans un cadre et dans un plat.

Reprenez l'image du fenouil en bas à gauche. Le « truc » : énumérer les caractéristiques positives attribuées à la pêche et les transposer sur le fenouil.

• Vous rapprochez l'image, vous l'éclaircissez, vous la rendez nette, vous changez la couleur, elle devient brun rouge. L'image est statique, elle est panoramique, vous la voyez dans une assiette.

Vous prenez l'ensemble de l'image et vous la montez en haut à droite à la place de l'autre. Poser l'ancre positive (A+).

• Si vous êtes entré avec toutes ces sensations positives (vue, odorat, goût pour l'exemple) + l'ancre positive (A+), quand vous voudrez manger du fenouil, vous aurez une sensation de satisfaction comparable à celle que vous éprouvez pour les pêches ! Au minimum, vous serez un peu plus attiré(e) par le fenouil, il deviendra un « pourquoi pas ? », une possibilité dans votre alimentation !

• À noter : évitez de prendre des aliments qui vous révulsent, ça ne marchera pas ! Et d'ailleurs, pourquoi les intégrer à votre alimentation ? Le principe est applicable à des aliments que vous avez perdus de vue, auxquels vous ne pensez pas systématiquement et qui sont accommodables à votre goût. Avec cet exercice, vous les parez de leurs habits de princesse !

Application 7 : Aliment indésirable : ouste, dehors !

C'est une autre manière de réduire la consommation d'un aliment « feu rouge » qui déclenche une envie quasi irrésistible de le manger : le chasser de l'horizon par un swich (formule trouvée par la PNL) ! « Swich » est une onomatopée : c'est le bruit que vous pouvez imaginer entendre quand une image se substitue à une autre et la balaye.

Déroulement : Accompagné la première fois pour comprendre la structure de l'exercice. Quand vous êtes entraîné, vous pouvez le faire seul. L'exercice se déroule avec les yeux ouverts en fixant un point en face de vous dans la pièce. Jeu de questions/réponses entre l'accompagnateur et vous-même :

Quel est votre aliment déclencheur d'une envie irrésistible ? Exemple : le saucisson.

Sur un écran imaginaire, devant vous en grand, vous voyez précisément l'aliment déclencheur (image négative).

En bas à gauche*, vous voyez en petit la nouvelle image de vous mince (objectif réalisé)* **et** *la conséquence sur votre vie* (professionnelle, amoureuse, familiale...). *Qu'est-ce que ça apporte de plus* ***en terme de valeurs*** : gaîté, harmonie, liberté, etc.

Comment vous sentez-vous avec cette nouvelle image de vous gaie, en harmonie et libre ? Bien.

Avez-vous le sourire, comment est votre corps ? Je me vois rayonnante, corps svelte, en pantalon et t-shirt blancs.

• L'accompagnateur reformule : vous voyez devant vous le saucisson **et** en bas à gauche vous, rayonnante, le corps svelte en pantalon et t-shirt blancs.

Comment est cette image en bas à gauche ? Claire, belle, en couleurs lumineuses.

La clé : *cette petite image en bas à gauche est comme un point lumineux qui grandit, grandit, grandit et qui chasse l'autre image qui s'évanouit* (le saucisson).

Pendant que l'autre image disparaît, vous voyez votre belle image de vous et les conséquences sur votre vie : gaîté, harmonie, liberté avec cette image claire, belle, en couleurs lumineuses (l'accompagnateur reformule puis dit « swich » et vous entendez ce son dans votre tête, symbole de l'effacement de l'autre image).

• Revenir à un écran blanc, puis répéter le même déroulement au moins 5 fois et terminer par l'écran blanc : « sur un écran imaginaire, vous voyez précisément l'aliment feu rouge, etc ». Dérouler l'ensemble du processus « swich » et terminer par l'écran blanc.

Application 8 : De l'échec à la réussite

Un bon moyen d'échouer est de s'enfermer dans le passé (Rien n'a jamais marché pour moi) ou dans le futur (Je n'y arriverai pas, je me sens incapable d'y arriver). Un bon moyen de réussir est de *formuler toutes vos aspirations au présent.* Pour éviter quelques autres pièges et bâtir un scénario de réussite, voici un baromètre des pensées et comportements qui mènent à la réussite de votre objectif Minceur.

Scénarios d'échec		**Scénarios de réussite**
Il faut = règles rigides	→	**J'ai envie**
Je dois = contrainte	→	Je **veux** absolument peser 50 kg, je **peux** (cela dépend de moi)
Être dans le passé (ressasser) Être dans le futur (extrapoler négativement)	→	Être dans le **présent : ici et maintenant**
Comparaisons, similitudes, ressemblances	→	**Différences** (chaque processus est différent)
Si je me fonde sur l'extérieur (les autres)	→	*Si je me fonde sur l'intérieur (moi-même)*
Dans 100 % des cas, c'est un échec ! « tu sais, c'est difficile... »	→	« moi, je sais que j'ai maigris car je me sens svelte, je m'habille en 40... »
« le surpoids, c'est dans la famille »	→	« j'ai déjà minci avec succès... »
J'évite (je m'éloigne de)	→	Je vais vers l'objectif minceur (je m'oriente)
J'évite à **court terme** douleur, souffrance	→	Je recherche à **long terme** la satisfaction
J'évite la douleur, la souffrance d'être privée d'un gâteau, de chocolat	→	Je recherche **le plaisir d'être mince**
Je traverse la douleur	→	POUR arriver **au plaisir** de me sentir bien
Je suis pressée	→	**Je me donne le temps** (de mincir)
J'improvise totalement (exemple : en vacances)	→	**J'ai un plan d'action, stratégie souple**
J'observe tout ce qui me reste à faire *exemple : il faut que je repasse tout ça et je regarde le gros tas de linge : NON ! observer les chemises dans le placard*	→	J'observe **mon amélioration déjà réalisée = chaque jour est une mini-amélioration** Créer l'amélioration, ne pas observer le détail qui noircit le tableau ! **« comme si » = c'est : se sentir svelte, à l'aise dès aujourd'hui...**

Application 9 : Besoin d'un petit coup de pouce ? Un booster : le carré magique

Le carré magique permet de renforcer votre motivation et de décupler l'impact d'un message positif en faisant appel à des personnes ou des personnages réels ou imaginaires qui vous prêtent leur soutien pour réaliser totalement votre objectif : le petit coup de pouce final.

Déroulement : Accompagné la première fois pour comprendre la structure de l'exercice (le déplacement du corps dans l'espace est important pour une première empreinte). Quand vous êtes entraîné, vous pouvez le faire seul en reportant le schéma du carré magique sur une feuille de papier et en vous représentant avec une petite statuette.

• Vous vous placez debout au centre d'un carré que vous imaginez sur le sol.

2 **Futur :** ami, proche	**1** **Futur :** vous-même	**3** **Futur :** un sage mentor
2 **Présent :** ami, proche	**1** **Centre :** **vous-** **même**	**3** **Présent :** un sage mentor
2 **Passé :** ami, proche	**1** **Passé :** vous-même, bébé	**3** **Passé :** un sage mentor

• Après chaque « encouragement » obtenu dans le passé, le présent ou le futur par un ami, un proche, un sage, un mentor ou vous-même, vous revenez à la case 1 au centre qui est la case de référence. Vous vous laissez guider par l'accompagnateur qui se place à côté de vous ou derrière vous et vous indique où vous devez vous placer. *À l'horizontale*, le futur est représenté par la première ligne, le présent par la ligne médiane et le passé par la dernière ligne. *À la verticale*, la colonne 1 centrale vous représente (ce que vous pouvez ramener ou anticiper positivement de votre expérience), la colonne 2 représente un ami, un proche, un familier qui apporte son encouragement, et la colonne 3 représente un sage, un mentor, un héros de contes qui vous soufflent leur enthousiasme concernant votre projet.

L'exploration du présent

Case 1 au centre (Présent) : début de l'exercice

• À cette position, vous énoncez le message à renforcer, le projet à encourager. Exemple : je veux atteindre mon objectif Minceur, peser 50 kg pour 1m60 d'ici fin juin (objectif réaliste, objections et craintes déjà levées). Après chaque case parcourue (côté, avant ou arrière), vous reviendrez à cette case 1 au centre qui est votre case de référence.

• Les yeux fermés ou fixés sur le sol. L'ensemble de l'exercice se déroule les yeux fermés ou fixés sur le sol jusqu'à la fin du processus. L'accompagnateur vous place sur la case 2 Présent. Vous vous associez à un ami ou un proche qui vous donne un encouragement.

• Qui est-ce ? Que vous dit-il ? Prendre le temps de laisser venir l'image de cet ami, de l'entendre, de le voir, sentir les intonations de sa voix, son humour ou sa tendresse. Exemple : c'est Paul (l'ami) qui vous dit : « Toi quand tu veux quelque chose, tu l'obtiens ! ».

• Retour case 1 au centre, Présent, pour intégrer le message. Reformulation de l'accompagnateur : Vous avez entendu ce qu'à dit Paul : « Toi quand tu veux quelque chose, tu l'obtiens ! ». S'en imprégner. Associer les sensations. Comment vous sentez-vous dans votre corps ? Je ressens un bien-être.

• L'accompagnateur vous place sur la case 3 Présent. Vous vous associez à une personne qui détient à vos yeux une autorité positive, un charisme ou une sagesse.

• Qui est-ce ? Que vous dit-il ? C'est mon prof de yoga. Elle me dit : « Tu as la force nécessaire pour t'occuper de ton corps, en souplesse. Tu peux t'en faire un ami. Ta démarche vers le yoga l'a prouvé ».

• Retour case 1 au centre, Présent, pour intégrer le message. Reformulation de l'accompagnateur : Vous avez entendu ce qu'à votre prof de yoga : « Tu as la force nécessaire pour t'occuper de ton corps, en souplesse. Tu peux t'en faire un ami. Ta démarche vers le yoga l'a prouvé ». S'en imprégner. Associer les sensations. Comment vous sentez-vous quand vous entendez cela ? Je me sens plus belle, plus sûre de moi.

L'exploration du passé

• L'accompagnateur vous place sur la case 1 Passé (passé récent : la semaine dernière ou passé lointain : quand j'avais 10 ans). Vous vous associez à un souvenir, une image de vous-même qui vous donne un encouragement.

• Quel souvenir ? Que vous dit-il ? C'est peut-être vous bébé venu avec le regard de l'insouciance ? Prendre le temps de laisser venir l'image de cet enfant ou de ce bébé, de l'entendre, de le voir, de le sentir. Exemple : oui, c'est moi bébé. Ce bébé me dit qu'il me voit grandir avec élégance, dans un déploiement magnifique de toutes mes capacités.

• Retour case 1 au centre, Présent, pour intégrer le message. Reformulation de l'accompagnateur : Vous avez entendu ce qu'a dit ce bébé (vous-même bébé, dans toute l'insouciance du regard neuf sur le monde) : il vous voit grandir dans un déploiement magnifique de toutes vos capacités. S'en imprégner. Associer les sensations. Comment vous sentez-vous ? C'est bon. Où le ressentez-vous dans votre corps ? Ça chauffe délicieusement au niveau du plexus.

• L'accompagnateur vous place sur la case 3 Passé. Vous vous associez à une personne qui détient à vos yeux une autorité positive, un charisme ou une sagesse.

• Qui est-ce ? Que vous dit-il ? C'est ma grand-mère Marie. Elle me dit : « Un motif de plus pour que je sois encore plus fière de toi. Toute ma tendresse t'accompagne. Je suis là, tu le sais, tu peux compter sur moi. Nous inventerons ensemble des petits plats pour ton bien-être et le mien ! »

• Retour case 1 au centre, Présent, pour intégrer le message. Reformulation de l'accompagnateur : Vous avez entendu ce qu'a dit votre grand-mère Marie : elle sera encore plus fière de vous. Vous pouvez compter sur toute sa tendresse. Et en plus, vous allez inventer ensemble des petits plats ! S'en imprégner. Associer les sensations. Comment vous sentez-vous quand vous entendez cela ? Divinement bien, je suis aux anges, je ne m'attendais pas à cet encouragement !

L'exploration du futur

• L'accompagnateur vous place sur la case 2 Futur. Vous vous associez à un ami ou un proche qui vous donne un encouragement.

• Qui est-ce ? Que vous dit-il ? C'est mon mari. Prendre le temps de laisser venir l'image de votre mari, de l'entendre, de le voir, de sentir les intonations de sa voix, sa tendresse. Exemple : mon mari me dit : « Je suis fier de toi, de ta détermination et du couple que nous formons avec le même enthousiasme et le même éclat qu'à nos débuts malgré les crises ».

• Retour case 1 au centre, Présent, pour intégrer le message. Reformulation de l'accompagnateur : Vous avez entendu ce qu'a dit votre mari : il est fier de vous, de votre détermination et de l'enthousiasme de votre couple. S'en imprégner. Associer les sensations. Comment vous sentez-vous ? Ça fait du bien, c'est libérateur. Où le ressentez-vous dans votre corps ? Comme tout à l'heure, une sensation de chaleur au plexus.

• L'accompagnateur vous place sur la case 3 Futur. Vous vous associez à une personne qui détient à vos yeux une autorité positive, un charisme ou une sagesse.

• Qui est-ce ? Que vous dit-il ? C'est un moine tibétain. Il me dit que l'esprit est plus léger quand on sent son corps léger et fluide. Il me protège et m'accompagne.

• Retour case 1 au centre, Présent, pour intégrer le message. Reformulation de l'accompagnateur : Vous avez entendu ce qu'a dit le moine tibétain : l'esprit est léger quand on sent son corps léger, lui aussi vous soutient et vous accompagne. S'en imprégner. Associer les sensations. Comment vous sentez-vous quand vous entendez cela ? Légère...

• Sur cette case 1 point d'ancrage, l'accompagnateur reformule en condensé avec les mêmes mots clé utilisés, l'essentiel des encouragements (...). Prenez le temps d'écouter ces messages de votre ami Paul, de votre prof de yoga, de votre grand-mère Marie, de vous bébé dans toute son insouciance, de votre mari et du moine tibétain. Prenez le temps de respirer et d'apprécier tous les cadeaux qu'ils vous donnent. Imprégnez-vous de leurs mots : « Quand tu veux quelque chose tu l'obtiens, la force et la souplesse pour vous occuper de votre corps, la fierté de votre grand-mère, le déploiement de toutes vos capacités, l'enthousiasme et l'éclat de votre couple, la fluidité du corps et de l'esprit avec la protection du moine tibétain ».

• Prenez le temps de vous imprégner de ces mots et de reformuler pour vous-même votre objectif Minceur à la lumière de ces messages. Comment vous sentez-vous ? Merveilleusement bien.

• À noter : pour cet exercice, il n'est pas nécessaire d'explorer systématiquement toutes les cases du carré magique. Une ou deux cases peuvent être passées sous silence si les messages des autres cases sont assez forts pour soutenir l'encouragement du projet. Dans l'exemple, la case 2 Passé (ami, proche) et la case 1 Futur (moi-même) n'ont pas été visitées. Le message avait assez de consistance pour renforcer la motivation.

Livres de référence :

L'esprit de la magie : la PNL de Josiane de Saint-Paul et Sylvie Tenenbaum, Inter Editions.

Efficace et épanoui par la PNL de René de Lassus, éditions Marabout.

Chapitre 6.

« Ouf, je souffle ! » La relaxation, le corps comme guide

« Soyez assis avec toute la majesté inaltérable et inébranlable de la montagne. Laissez votre esprit s'élever, prendre son essor et planer dans le ciel. »

Sogyal Rinpoche

La trajectoire de la Minceur est maintenant tracée avec l'objectif à atteindre, les freins atténués et la motivation renforcée. Il reste à lâcher prise mentalement et physiquement de sorte que l'objectif Minceur ne crée pas un nouveau stress en devenant une obsession. Que faire ? Se poser, souffler, respirer par des techniques simples de relaxation. Si vous accordez ne serait-ce que 10 à 15 mn par jour à un exercice, vous ressentirez un bénéfice majeur non seulement sur la perte de poids[1] mais aussi sur la détente corporelle

1. Dans un article de la presse allemande intitulé « Relaxez-vous, vous deviendrez mince » (« Ganz entspannt, dünn werden », source *Rheinische Post* du 24 septembre 2004), une étude menée en 2004 à l'université de

et mentale qui incite à une humeur plus gaie. Vous pouvez en complément, une fois par semaine, vous accorder une séance de 30 mn de bien-être pour commencer le week-end en douceur. Ainsi, vous déposez dans un sas le stress de la semaine, vous vous sentez régénéré et vous vous dirigez avec légèreté vers vos projets de fin de semaine, décontaminés des soucis des jours précédents.

J'entends une petite voix protester : 10 mn par jour, 30 mn en fin de semaine, où vais-je trouver le temps ? C'est un faux problème car le temps apparemment « absorbé » par la relaxation vous fait gagner en vigilance et en efficacité : moins vite fatigué, plus vite régénéré, vous êtes plus en forme et plus résistant si vous pratiquez régulièrement. Rappelez-vous de la phrase-clin d'œil de George Herbert : *« Prenez un peu de repos afin de finir plus vite »*. Vous consacrez bien environ 10 mn à votre douche quotidienne ? Peut-être 30 mn à un bain hebdomadaire ? Alors, considérez la relaxation comme une douche (ou un bain) bienfaisante pour rafraîchir et « décrasser l'intérieur ». Car le stress non géré est un polluant important qui mérite d'être dilué.

Les séances de relaxation décrites en exemple sont particulièrement orientées vers l'objectif Minceur, mais vous pouvez les utiliser dans un simple cadre de détente ou les adapter à tout autre projet de votre vie.

Tübingen a montré que sur 43 femmes en surpoids suivies en thérapie comportementale pour leur poids, celles (41) qui avaient associé des séances de relaxation avaient de meilleurs résultats : plus rapides et plus durables. Grâce à l'état de relaxation, les femmes trouvent plus facilement des solutions à leur problème et un changement physiologique et psychologique est atteint.

Pourquoi la relaxation est-elle « relaxante » ?

Elle induit un niveau de conscience intermédiaire entre la veille et le sommeil (état alpha ou sophroliminal) où nous sommes conscients de ce que nous vivons tout en étant détendu et apaisé.

• *Sur le plan physique*, elle permet un relâchement musculaire, une écoute des sensations, une respiration – abdominale – lente, calme et régulière comme celle que nous avons la nuit en sommeil profond.

• *Sur le plan émotionnel*, elle permet de diminuer l'état de doute, de peur, d'angoisse et de trouver des images et des solutions créatives avec facilité. Elle explore des ressources ignorées de nous à l'état de veille : quand le corps est détendu, le mental (l'esprit) va plus loin car il ne s'autocensure pas ! Quel qu'il soit, l'état de détente (après un film drôle, un moment d'humour, un événement heureux...) a une action positive sur le mental et le moral.

La relaxation repose sur quatre piliers : la respiration abdominale, la détente musculaire, la connexion aux sensations (les 5 sens) et la visualisation (par exemple : image régénérante d'un paysage, anticipation positive d'une situation).

Comment la relaxation favorise-t-elle le processus Minceur ?

- Elle apaise les tensions, les craintes et désancre le stress.
- Elle défocalise de l'obsession Minceur (lâcher prise).
- Elle « rebranche » le contact avec le corps par un état de présence (souvent perdu en cas de prise de poids) grâce au ressenti des sensations. Le corps ennemi devient ami.
- Elle permet de goûter un aliment comme si je le découvrais pour la première fois : apprendre à savourer (ce que

je vois du pain, ce que je sens – tactile, olfactif, gustatif – ce que j'entends du craquement du pain).

- Elle limite l'invasion par les émotions négatives (poison du corps et de l'esprit).
- Elle facilite la familiarisation avec une nouvelle perception de son corps et la création par anticipation des scénarios de vie positifs.
- Elle permet de renouer avec le plaisir, le bien-être, la joie, le rire, l'estime de soi, le sentiment de pouvoir agir sur soi-même avec douceur, l'autonomie (quand j'ai besoin, je peux moi-même retrouver une image régénérante ou dynamisante en prenant 10 mn de relaxation).
- Elle m'autorise à modeler ma silhouette pour aboutir à un résultat réaliste et satisfaisant (anticipation par visualisation).
- Si la sensation de faim ou de satiété avait disparu, grâce aux exercices, elle est progressivement retrouvée.

Les bienfaits de la relaxation ne sont plus à démontrer quand on sait que les facteurs qui empêchent la perte de poids se situent essentiellement autour de la nourriture (Prochaine escale : C. La navigation Minceur, chapitre 7), du stress (aspect émotif et nerveux) et surtout des émotions négatives qui génèrent du stress et entraînent une ruée sur la nourriture comme ersatz d'une émotion et/ou d'une action étouffée. Le stress est une réaction normale de l'organisme face à une agression extérieure. De nos jours, nous sommes rarement attaqués par une bête sauvage ou un prédateur féroce. Cependant, nous réagissons parfois de façon disproportionnée à notre entourage (événements, challenges, surcroît de travail, collègues, famille...) en ressentant une forte agression provoquant un stress, comme si un grizzli frappait à notre porte. Physiologiquement, le corps agressé par le stress réagit comme en temps de guerre : il produit des hormones de stockage, notamment du cortisol, qui stocke les graisses (de préférence au niveau abdominal) et active une hypersécrétion d'insuline qui favorise le développement du tissu adipeux viscéral entraînant des risques cardio-vasculaires. D'un point de vue physique et psychologique, les mêmes mécanismes de stress se mettent en route : affaiblissement des défenses immunitaires, hypertension, risques cardio-vasculaires, surpoids. La gestion du stress s'impose, notamment par les techniques de relaxation.

La relaxation est très efficace si elle est pratiquée régulièrement. Vous pouvez commencer par des petits exercices de respiration abdominale et de détente musculaire. La respiration abdominale se pratique très discrètement à tout moment, quel que soit le lieu : profitez d'un arrêt au feu rouge en voiture, de la queue chez un commerçant, du trajet en métro pour vous fabriquer quotidiennement votre « coussin anti-stress » avec trois ou quatre respirations abdominales. Pendant que votre attention est orientée sur le rythme de votre respiration, vous ne créez pas de stress supplémentaire, au contraire : vous vous détendez. Ensuite, lorsque vous décidez de prendre 10 à 15 mn, voire 30 mn, choisissez l'exercice qui vous paraît le plus approprié à votre objectif du moment.

Voici toute une palette d'exercices à moduler à votre gré :

- Application 1 : Ouf, je souffle ! La respiration abdominale simple : RAS
- Application 2 : Voyage, le paysage-ressource
- Application 3 : Comme si c'était la première fois
- Application 4 : Des couleurs qui vous nourrissent
- Application 5 : La fameuse pizza de grand-mère ou l'effet « madeleine de Proust »
- Application 6 : Mon corps n'est pas une poubelle, c'est un écrin !
- Application 7 : Larguer les valises empruntées
- Application 8 : L'invitation plaisir

- Application 9 : S'il vous plaît, une taille en dessous !
- Application 10 : Je suis le metteur en scène de ma réussite

Application 1 : Ouf, je souffle ! *La respiration abdominale simple : RAS*

Nous disposons de deux grands types de respiration : la respiration thoracique et la respiration abdominale. Plus nous sommes anxieux et stressés, plus nous respirons « haut » dans la poitrine. Plus nous sommes tranquilles, plus nous respirons « bas » en utilisant toute la capacité des poumons. Cette respiration est dite abdominale. Nous la pratiquons la nuit, sans nous en rendre compte, dans notre sommeil profond. Nous sommes alors parfaitement détendus. Dans la respiration abdominale, c'est le diaphragme qui travaille : il vient faire un délicieux massage au plexus solaire, centre de terminaisons nerveuses. C'est pourquoi, après plusieurs respirations abdominales, nous avons envie de nous étirer et de bailler : effet relaxant de ce massage interne naturel et rythme de la respiration (abdominale) qui devient plus profonde, plus calme et plus régulière.

L'exercice se pratique allongé (avant de s'endormir, c'est excellent pour évacuer les tensions de la journée), assis ou debout. La position assise de relaxation (sur une chaise) est : dos droit, tête dans l'axe de la colonne vertébrale, mains qui reposent sur les genoux ou les cuisses.

La respiration proprement dite : RAS

• *Fermer les yeux.* S'installer dans une position confortable, dans un lieu où vous serez sûr de ne pas être dérangé.

• *Commencer par souffler* car il est important de toujours vider l'air des poumons par une expiration profonde avant de prendre une grande inspiration.

• *Souffler par la bouche* (comme pour vider un ballon) et *en même temps, rentrer le ventre* en contractant les muscles abdominaux.

• Puis prendre son temps pour *inspirer par le nez en gonflant progressivement le ventre* comme un ballon (la poitrine ne bouge pas), puis *souffler à nouveau par la bouche en rentrant le ventre*, puis inspirer par le nez en gonflant progressivement le ventre (vous pouvez poser votre main sur le ventre pour constater ce mouvement expiration/inspiration). Et ainsi de suite *au minimum trois fois* pour l'efficacité mais vous pouvez continuer 5, 10 ou 20 fois sans contre-indication ! Avant le coucher, c'est une bonne méthode pour trouver le sommeil... plus efficace et plus relaxante que de compter les moutons !

• Si une idée parasite arrive, concentrer à nouveau l'attention sur le rythme de la respiration et les sensations du corps.

• Cet exercice est *l'exercice de base* de toute relaxation. S'il n'y en avait qu'un à retenir, ce serait celui-là. Il ouvre toutes les séances. Je le mentionnerai par RAS au cours des exercices suivants.

Application 2 : Voyage, le paysage-ressource

Objectif : pour retrouver la notion d'un plaisir, d'une plénitude, d'un bien-être corporel distinct de la nourriture. À utiliser au quotidien pour se détendre et éviter de craquer sur un aliment : faire le *geste-ancrage* (les pulpes du pouce et de l'index qui se touchent) qui aura été mémorisé et associé à toutes les sensations de la première séance sur le paysage-ressource afin de le rappeler à n'importe quel moment si besoin. Si la situation s'y prête, faire l'exercice complet. Après entraînement hors situations d'urgence, le geste-ancrage peut être suffisant pour éviter de se précipiter sur un aliment « feu rouge ».

Installation de la relaxation

• Prendre une position confortable allongée ou assise. Puisque vous pratiquez la séance par vous-même, je vais employer le « je » pour le déroulement.

• Je ferme les yeux. J'installe l'exercice RAS.

• Dans une position confortable pour moi, j'intègre tous les bruits autour de moi, les bruits, les sons les plus lointains (l'extérieur, la rue), puis les plus proches (tic tac de la pendule) de façon à ce qu'ils ne viennent pas me distraire. Ils font partie intégrante de ma séance. Progressivement, le monde extérieur s'estompe...

• Si une idée ou une image parasite arrive, je porte mon attention sur le rythme de ma respiration qui devient de plus en plus calme, régulière... Je porte mon attention sur les sensations de mon corps et l'idée ou l'image s'estompera d'elle-même.

La détente musculaire du corps

• Je dirige mon attention sur mon front, j'imagine que je relaxe tous les petits muscles du front.

• Puis la détente se poursuit au niveau des sourcils, j'imagine que je peux les étirer jusqu'aux tempes.

• La détente passe sur les tempes et descend jusqu'aux joues, joues relaxées, puis jusqu'aux mâchoires, jusqu'aux lèvres, jusqu'au menton.

• Je relâche les mâchoires en entrouvrant légèrement la bouche.

• Puis la détente passe sur la nuque et tous les muscles derrière la nuque.

• Puis la détente glisse sur les épaules, les bras, les coudes, les avant-bras, les poignets, les mains et les doigts, détente jusqu'au bout des doigts.

• Respiration régulière, calme, tranquille.

• Je reviens à la nuque et je relaxe le dos jusqu'au coccyx, je détends progressivement tous les muscles autour de la colonne vertébrale en descendant vertèbre par vertèbre jusqu'au coccyx, détente poitrine, abdomen, puis détente des muscles fessiers, des cuisses, des genoux, des mollets, puis détente des chevilles et des pieds jusqu'au bout des orteils.

• Respiration régulière, calme, tranquille. Je fais 3 respirations abdominales RAS en soufflant par la bouche tout en rentrant le ventre, puis en inspirant par le nez tout en gonflant le ventre, et ainsi 3 fois.

Le voyage, le paysage-ressource

• Dans cet état de relaxation, je laisse venir à moi un paysage de nature calme, de bien-être qui me régénère.

• Je me vois dans ce paysage (ou je vois ce paysage), je marche ou je me repose.

• Je vois les couleurs, les formes de ce paysage, j'entends les sons, je m'imprègne des parfums qui le composent, je sens l'air sur ma peau (exemples : je touche l'herbe, le sable, je sens les feuilles sous mes pieds...).

• Je savoure ce moment magnifique pour moi seul(e). Je me dédie ce moment de bien-être. Je fais un geste-ancrage pour me rappeler ce bien-être (je pose les pulpes du pouce et de l'index l'une sur l'autre pour qu'elles se touchent ou je serre le poing).

• Et je sens ma respiration, son rythme fluide, respiration régulière, calme, tranquille.

• Je sens toutes les sensations de mon corps, peut-être lourdeur ou fourmillement (signes d'une détente musculaire profonde).

• Peu à peu, je laisse s'éloigner ce paysage jusqu'à ce qu'il devienne un tout petit point sur l'horizon...

Redynamisation

• Je reprends une respiration plus tonique (non abdominale), expiration/inspiration (3 fois).

• Je commence à bouger mes doigts, mes mains, mes bras, mes pieds, mes jambes, mes épaules de haut en bas.

• Je m'étire, je baille si besoin.

• Je fais un doux massage à la nuque, au visage, puis je frotte mes mains, tapote mes bras, mes jambes.

• Je reprends contact avec les sons autour de moi qui deviennent à nouveau plus proches.

• Je revois en image, dans ma tête, la pièce où je suis, sa forme, ses couleurs, ses parfums et, progressivement, je prends tout mon temps pour ouvrir à nouveau les yeux.

À noter : le paysage peut être remplacé par le rituel d'un bain chaud avec toutes les sensations qui accompagnent la préparation (les sels de bain, couleur, odeur, toucher), les sensations qui accompagnent le bain lui-même et la sortie du bain avec serviette chaude sur la peau, douceur de la peau avec application de lait corporel, etc.

Application 3 : Comme si c'était la première fois

Objectif : cet exercice permet de redécouvrir le goût des aliments (aussi odeur, bruit...) que l'on a tendance à engloutir. Il demande une petite préparation : préparer deux soucoupes avec par exemple à droite un carré de 10 g de chocolat noir à 70 % de cacao (ou une tranche de clémentine ou une lamelle de pomme ou un morceau de pain...) et à gauche un coquillage (ou un petit galet ou un morceau de fourrure ou de soie...). Poser les deux soucoupes devant vous sur une chaise puis fermer les yeux. La relaxation peut commencer.

À noter : si quelqu'un est avec vous, faites-lui préparer les deux soucoupes afin que vous ne connaissiez pas leur contenu. Vous aurez la surprise de la découverte. L'objectif n'est pas de deviner le contenu des soucoupes ! C'est essentiellement de renouer avec toutes les sensations et la différence entre l'objet non comestible (ce que je sens, ce que je vois, ce que j'entends) et l'aliment comestible (ce que je sens au toucher, ce que j'imagine, ce que je sens avec l'odorat, ce que j'entends – est-ce un aliment qui craque, qui croustille ? – et enfin ce que je goûte !). Prendre le temps de la sensation en bouche.

Installation de la relaxation

• Fermer les yeux. Prendre une position confortable assise...

La détente musculaire du corps

• Je dirige mon attention sur mon front, j'imagine que je relaxe tous les petits muscles... (faire la détente musculaire complète pp. 114-115)

La découverte : comme si c'était la première fois...

• J'approche ma main de la soucoupe avec l'objet non comestible. Je le touche *comme si* je le découvrais pour la première fois. Je prends le temps de le palper sous tous les angles...

• Je le sens (odorat), je l'approche de mes oreilles (quel son), je me le représente visuellement, je le repose sur la soucoupe. Je reste avec ces sensations de mes sens éveillés.

• Respiration régulière, calme, tranquille. Je fais 3 respirations abdominales RAS.

• J'approche ma main de la soucoupe avec l'aliment comestible. Je le sens. Je le touche. Je le goûte. Je prends le temps de laisser fondre (chocolat) ou de laisser le jus sur ma langue (pomme, clémentine). C'est... (amer, doux, salé, sucré, acide...), quel effet sur mes papilles...

• Je reste avec l'ensemble de ces sensations dans mon corps.

• Respiration régulière, calme, tranquille.

Redynamisation

• Je reprends une respiration plus tonique (non abdominale), expiration/inspiration (3 fois). Je commence à bouger mes doigts, mes mains, mes bras, mes pieds...

• À la fin, j'ouvre les yeux.

Application 4 : Des couleurs qui vous nourrissent

Objectif : pour réhabiliter un fruit, un légume banni de votre alimentation, prendre contact avec ses couleurs, la richesse de ses vitamines sur votre organisme, la sensation de fraîcheur ou la sensation rassasiante. Ou simplement renouer avec le goût de la redécouverte des aliments sous un autre angle. Voir au sujet des couleurs le chapitre 8.

Installation de la relaxation

• Fermer les yeux. Prendre une position confortable allongée ou assise...

La détente musculaire du corps

• Je dirige mon attention sur mon front, j'imagine que je relaxe tous les petits muscles... (faire la détente musculaire complète pp. 114-115)

Des couleurs qui nourrissent

• Je regarde le ciel et je vois l'arc-en-ciel. D'abord le rouge qui me rappelle... (la cerise pulpeuse) et toutes les sensations reliées à ce fruit.

• Puis l'oranger qui me rappelle... (la mandarine) et toutes les sensations reliées à ce fruit.

• Puis le jaune qui me rappelle... (la mirabelle) et toutes les sensations reliées à ce fruit.

• Puis le vert qui me rappelle... (la laitue toute fraîche) et toutes les sensations reliées à cet aliment.

• Puis le bleu qui me rappelle... (la myrtille) et toutes les sensations reliées à ce fruit.

• Puis le indigo qui me rappelle... (la mûre) et toutes les sensations reliées à ce fruit.

• Puis le violet qui me rappelle... (la quetsche) et toutes les sensations reliées à ce fruit.

• Je reste un moment avec toutes ces sensations issues de l'arc-en-ciel et des produits de la nature en imaginant devant moi quelle belle table ou quelles belles assiettes je pourrai composer avec tous ces ingrédients.

• Je laisse l'image s'éloigner de moi peu à peu.

• Je reste avec l'ensemble de ces sensations dans mon corps.

• Respiration régulière, calme, tranquille.

Redynamisation

• Je reprends une respiration plus tonique (non abdominale), expiration/inspiration (3 fois). Je commence à bouger mes doigts, mes mains, mes bras, mes pieds...

• À la fin, j'ouvre les yeux.

Application 5 : La fameuse pizza de grand-mère ou l'effet « madeleine de Proust »

Objectif : pour limiter la consommation d'un plat très apprécié à forte empreinte affective et aussi à très forte empreinte grossissante (calories vides), imaginer une autre empreinte affective de même force. Par exemple, ma grand-mère prépare une si fameuse pizza que je craque sans même avoir faim. J'en ai envie... Même l'odeur des pizzas au restaurant est tentante, ça me rappelle tellement la douceur et la tendresse de grand-mère ! C'est l'effet « madeleine de Proust ». Il suffit d'une odeur aimée (ou d'une musique, d'un parfum, d'une couleur) qui rappelle un souvenir chaleureux et on se reconnecte à ce moment précis avec toute son intensité. En mangeant la « madeleine de Proust » (ou la pizza), on croit revivre la situation ou se rapprocher de la personne liée à cet aliment. Honnêtement, n'avez-vous que ce souvenir fort et positif avec votre grand-mère ? Certes, non. En état de détente et de relaxation, votre cerveau va explorer un autre souvenir *tout aussi puissant* et la pizza s'éloignera pour faire place à un plat inventé avec votre grand-mère ou à un moment privilégié de tendresse dans les bras l'une de l'autre.

Installation de la relaxation

• Fermer les yeux. Prendre une position confortable allongée ou assise...

La détente musculaire du corps

• Je dirige mon attention sur mon front, j'imagine que je relaxe tous les petits muscles... (faire la détente musculaire complète pp. 114-115)

La fameuse pizza de grand-mère

• Je laisse venir l'odeur du plat (pizza par exemple) préparé par... (un être cher, grand-mère dans ce cas), c'est appétissant, nous rions ensemble, nous goûtons, c'est bon.

• Je laisse s'éloigner l'image de la pizza sur la table, grand-mère l'emporte dans la cuisine, elle sourit.

• Respiration régulière, calme, tranquille. Je suis attentive aux sensations de mon corps, lourdeur ou de picotements (signes d'une détente musculaire).

• Je demande à grand-mère que nous cherchions encore d'autres moments aussi heureux que nous avons vécus ensemble (Variante : je demande à grand-mère une nouvelle recette *délicieuse et équilibrée* que nous pourrions inventer ensemble).

• Je laisse venir l'image de ma grand-mère dans la pièce, je l'entends, je la vois et je me souviens d'un moment où elle me racontait des histoires et que je m'endormais, la tête sur ses genoux.

• Je savoure ce moment où elle me raconte l'histoire, la sensation de mon corps (ce que je vois : grand-mère souriante chez elle, dans le salon sur le sofa de velours rouge – ce que je respire : un parfum de linge propre – ce que j'entends : sa voix berçante – ce que je touche : le tissu de son tablier – ce que je goûte : facultatif).

• Je m'imprègne de toutes ces sensations dans tout mon corps, de cette atmosphère apaisante.

• Je fais 3 respirations abdominales RAS.

• Je fais un geste d'ancrage (je serre le poing par exemple ou bien les pulpes de mon pouce et de mon index se touchent) pour mémoriser ces sensations. À chaque fois que je serai tenté compulsivement par une pizza, je ferai ce geste et le 2e souvenir heureux de ma grand-mère reviendra instantanément. *À noter* : il est nécessaire de beaucoup s'entraîner à l'exercice – dans des situations où il n'y a pas de compulsion – et de bien l'ancrer pour qu'il fonctionne en état d'urgence, comme l'apprentissage d'un geste de secours qui s'entraîne encore et encore pour être efficace en situation, ou l'apprentissage d'une partition qui s'entraîne encore et encore pour être jouée sans fautes le soir du concert.

• *Facultatif :* il est possible d'inventer encore autre chose : laisser venir la préparation d'un plat commun avec grand-mère. Nous créons ensemble une salade de fruits exceptionnelle avec pommes, poires, noisettes, menthe, rhum, fleur d'oranger, un peu de miel et je vois le plaisir que nous avons dans cette complicité, nous rions... et je vois le résultat : les belles couleurs (ce que je sens, ce que j'entends, ce que je goûte...). Je dis au revoir et merci à grand-mère. Je laisse s'éloigner la scène. À noter : le souvenir réel est plus fort que la scène créée (invention de la salade de fruits) car les sensations vécues ont davantage d'impact. Tester ce qui convient le mieux.

Redynamisation

• Je reprends une respiration plus tonique (non abdominale), expiration/inspiration (3 fois). Je commence à bouger mes doigts, mes mains, mes bras, mes pieds...

• À la fin, j'ouvre les yeux.

Application 6 : Mon corps n'est pas une poubelle, c'est un écrin !

Objectif : pour reprendre conscience des effets de la nourriture sur l'organisme (effets néfastes de quelques aliments « feu rouge » - type junk food – et effets positifs de quelques aliments « feu vert ») et transformer le corps-ennemi en corps-ami. Traiter un seul tandem d'aliments à la fois.

Installation de la relaxation

• Fermer les yeux. Prendre une position confortable allongée ou assise...

La détente musculaire du corps

• Je dirige mon attention sur mon front, j'imagine que je relaxe tous les petits muscles... (faire la détente musculaire complète pp. 114-115)

Mon corps n'est pas une poubelle, c'est un écrin !

• Je laisse venir sur un écran, *loin de moi*, une image sombre et floue, en noir et blanc, comme un vieux film : je me vois mangeant l'aliment feu rouge, par exemple un maxi hamburger au ketchup (j'ai déterminé avant la séance de relaxation l'aliment feu rouge et l'aliment feu vert à traiter). Je l'avale. Je sens le goût, l'odeur, l'effet négatif sur mon corps.

• Puis je me vois *comme si mon corps était transparent* (je peux voir au travers comme avec une radio ou un scanner). Je visualise les effets négatifs du maxi hamburger sur mon organisme (métabolisation difficile), je vois le chemin suivi par mon maxi hamburger au ketchup, sa lourdeur dans mon estomac rempli, la peine qu'a ce dernier à assimiler les graisses, le sucre (du ketchup, du pain rond). Je vois qu'il peut difficilement les transformer, tout cela se pose sur mon ventre, sur mes cuisses, tout ce gras inassimilable, le cholestérol jaune qui se pose sur les parois de mes artères.

• *Facultatif.* Si la « poubelle » n'est pas suffisamment « pleine », prendre un autre aliment feu rouge, par exemple saucisson très gras, et recommencer le processus.

• *Écran blanc* pour arrêter l'image. Si besoin, ouvrir les yeux.

• Je fais 3 respirations abdominales RAS.

• Je laisse venir maintenant sur un écran, plus près de moi, une image claire et nette de l'aliment que j'aime en couleurs (pommes de terre au four et salade ou pommes au four à la cannelle...). Je me vois mangeant l'aliment feu vert. Je le savoure. Je sens le goût, l'odeur, l'effet positif sur mon corps.

• Puis je me vois *comme si mon corps était transparent* (je peux voir au travers comme avec une radio ou un scanner). Je visualise les effets positifs des pommes au four à la cannelle sur mon organisme (métabolisation facile), je vois le chemin suivi par les pommes au four, la légèreté de passage dans mon estomac, la vitesse d'assimilation, de digestion, je me sens suffisamment « remplie », rassasiée. Je vois la facilité avec laquelle le sucre naturel s'assimile, la transformation du fructose (sucre des fruits) qui me donne de l'énergie, du tonus musculaire et le reste est évacué par l'organisme (vous pouvez utiliser l'image d'un laboratoire où se font toutes ces transformations chimiques). Je sens une sensation de bien-être, de tonus, je peux me mouvoir avec légèreté après avoir mangé cet aliment. Toutes les sensations sont présentes dans mon corps, je n'ai plus faim et une saveur acidulée s'est déposée sur mes papilles.

• Mon corps est comme un écrin transparent, fait pour recevoir des fleurs, des parfums. Je m'imprègne de toutes ces sensations (ce que je vois, ce que je sens – tactile, odorat, goût –, ce que j'entends).

• Je laisse progressivement s'éloigner la scène.

• Je fais 3 respirations abdominales RAS.

• *Facultatif.* Si j'ai pris deux exemples d'aliments feu rouge pour la « poubelle », je prends un autre aliment feu vert (exemple : riz complet au lait de coco et légumes verts) pour l'écrin.

Redynamisation

• Je reprends une respiration plus tonique (non abdominale), expiration/inspiration (3 fois). Je commence à bouger mes doigts, mes mains, mes bras, mes pieds...

• À la fin, j'ouvre les yeux.

Application 7 : Larguer les valises empruntées

Objectif : pour aider à se délivrer des charges léguées par la mémoire familiale, par vos parents, vos grands-parents ou véhiculées par certains adages, les imaginer dans une valise et les jeter à la mer. Bien sûr, l'exercice ne supprime pas « magiquement » ce dont vous souhaitez vous débarrasser, mais – avec un travail complémentaire avec des techniques cognitivo-comportementales – il en allège considérablement l'impact.

Installation de la relaxation

• Fermer les yeux. Prendre une position confortable allongée ou assise...

La détente musculaire du corps

• Je dirige mon attention sur mon front, j'imagine que je relaxe tous les petits muscles... (faire la détente musculaire complète pp. 114-115)

Larguer les valises empruntées

• Je laisse venir l'image de moi-même traînant une lourde valise, trop lourde pour moi. Je la tire à travers les rues, dans les escaliers, parfois je m'arrête, je m'assois dessus pour me reposer. (Insister sur les sensations de lourdeur et de peine à tirer la valise, les ressentir.) C'est une valise très vieille, je sais qu'elle contient... (par exemple, le sentiment de « je me sens seule », « je me sens abandonnée », « j'ai peur de manquer d'argent », de ce que j'entendais quand j'étais petite fille : « Si tu es mince, tu vas avoir l'air malade », etc.). *À noter* : s'occuper d'une seule valise par exercice de relaxation : traiter un seul thème à la fois.

• Je connais bien – ou je ne la connais pas – cette valise qui pèse lourd. J'approche ma main de la poignée et *je vois une étiquette : elle ne porte pas mon nom* ! Je m'approche de plus près et je vois écrit : ... (Maman ou Tante Jeanne ou grand-père Pierre ou « à n'importe qui ». NB : je ne suis pas « n'importe qui »).

• Je suis soulagée, cette valise ne m'appartient pas ! Et pourtant, je l'ai traînée. Je trouve une rivière (la mer, un fleuve) pour m'en débarrasser. Je la soulève une dernière fois, j'ai une pensée pour son contenu et je jette le tout à l'eau.

• Après cet effort, je me sens libérée et légère (insister sur les sensations présentes dans le corps, le rythme du cœur qui s'apaise après l'effort...). Mon corps est fluide. Je vais fêter cet événement avec un rafraîchissement à la terrasse d'un café (variantes : en m'offrant un livre, en m'offrant une heure de détente avec un massage, en prenant un thé avec une copine...).

• Respiration régulière, calme, tranquille. Je fais 3 respirations abdominales RAS.

• Je savoure ce moment de détente, de bien-être, libérée de la valise et je me vois rire en pensant que j'ai traîné tout ce contenu destiné à quelqu'un d'autre, je ris de ne pas avoir regardé l'étiquette plus tôt, je ris de l'effort pour soulever la valise et la jeter à l'eau.

• Je vois mon visage souriant et détendu, je sens mon corps, la légèreté nouvelle, je perçois les parfums autour de moi, la belle lumière, les formes, les volumes, l'atmosphère chaleureuse qui m'entoure. Je m'imprègne de ces sensations.

• Je fais 3 respirations abdominales RAS.

• Je laisse peu à peu cette scène s'éloigner de moi.

Redynamisation

• Je reprends une respiration plus tonique (non abdominale), expiration/inspiration (3 fois). Je commence à bouger mes doigts, mes mains, mes bras, mes pieds...

• À la fin, j'ouvre les yeux.

À noter : Par un acte symbolique complémentaire, il est possible d'ancrer dans la réalité le « délestage de la valise ». Par exemple, prendre une petite boîte de carton, noter sur un papier le thème dont vous voulez vous débarrasser, y accrocher un petit morceau de plomb (ou métal lourd). Fermer la boîte. Sur le couvercle, écrire le nom du vrai destinataire (Maman ou Tante Jeanne ou grand-père Pierre). La jeter dans l'eau (rivière, mer, fleuve), l'enterrer ou la jeter à la poubelle. Les actes symboliques sont conseillés par Alexandro Jodorowski dans son livre *Le théâtre de la guérison* (éditions Albin Michel) et aussi par un bon nombre de thérapeutes. Lorsque les actes symboliques sont solennels, c'est-à-dire que vous êtes concentré à 100 % sur ce que vous faites, ils peuvent renforcer leur efficacité car ils transforment une pensée dans une forme concrète. L'effet est variable d'une personne à l'autre.

Application 8 : L'invitation-plaisir

Objectif : pour se préparer sereinement à une invitation (mariage, cocktail) où les tentations de nourriture sont grandes.

Installation de la relaxation

• Fermer les yeux. Prendre une position confortable allongée ou assise...

La détente musculaire du corps

• Je dirige mon attention sur mon front, j'imagine que je relaxe tous les petits muscles... (faire la détente musculaire complète pp. 114-115)

L'invitation-plaisir

• J'arrive à un cocktail (à un anniversaire, à un mariage) où il y a un magnifique buffet, je vois toutes les couleurs, les saveurs. Mon corps est comme je l'aime, avec une tenue que j'apprécie dans laquelle je me trouve élégant(e), à l'aise (ressentir les sensations de bien-être). Je me réjouis de cette soirée avec mes amis, ma famille...

• Je me précipite d'un côté du buffet où il y a des aliments gras et sucrés, je marque un temps d'arrêt et je ressens le gras des petits fours portés à la bouche (ou autres mets comparables), la lourdeur quand ils passent dans l'estomac, je vois en un éclair l'effet direct sur le ventre, les cuisses. Je ressens un dégoût profond pour la profusion de gras, de sucre et des deux mélangés dans mon corps qui peine à les assimiler. Je ressens bien ce dégoût profond, cette lourdeur, ce poids sur mon estomac. Si vraiment j'en ai encore très envie, je prends une assiette et je dépose un ou deux canapés (pas plus !).

• Je me tourne vers les aliments naturels, beaux, frais, bien préparés (poissons frais, crustacés, carpaccio, légumes de toutes les couleurs, taboulé, desserts de saison), je prends le temps de choisir, de me faire plaisir avec les couleurs, les saveurs, je *prépare mon assiette comme une œuvre d'art* avec les formes, les couleurs, les textures et j'anticipe quelle délicieuse saveur est présente, je devine les épices (poudre de cumin, de curry, poivre vert et rose, rouge du piment, condiments inconnus...), le dessert de saison peut être agrémenté d'une petite part de gâteau pour cette fête exceptionnelle.

• Respiration régulière, calme, tranquille.

• Je me vois avec ces aliments, lorsque je goûte, je suis consciente du goût des aliments, en même temps que j'ai des conversations agréables avec les invités, mon corps reste léger, je me déplace entre les tables (j'en choisis une) avec la sensation d'être un animal gracile, les invités me complimentent sur ma silhouette souple et sur mon assiette si appétissante et si artistiquement décorée. Je me sens rassasiée (sinon je vais à nouveau choisir les mets au buffet avec le même plaisir, le même soin et le même discernement) et je profite de la soirée pour jouir des conversations et/ou de la danse.

• Je fais 3 respirations abdominales RAS. Je m'imprègne de toutes les sensations.

• Je laisse peu à peu cette scène s'éloigner de moi.

Redynamisation

• Je reprends une respiration plus tonique (non abdominale), expiration/inspiration (3 fois). Je commence à bouger mes doigts, mes mains, mes bras, mes pieds...

• À la fin, j'ouvre les yeux.

Application 9 : S'il vous plaît, une taille en dessous !

Objectif : pour s'habituer à sa nouvelle silhouette et l'anticiper (parfois, les personnes qui ont perdu du poids restent encore avec l'image de leur ancienne silhouette. Cette relaxation accompagnée d'exercices sur les micro-mouvements et sur les sensations aident à se familiariser avec la nouvelle image corporelle).

Installation de la relaxation

• Fermer les yeux. Prendre une position confortable allongée ou assise...

La détente musculaire du corps

• Je dirige mon attention sur mon front, j'imagine que je relaxe tous les petits muscles... (faire la détente musculaire complète pp. 114-115)

S'il vous plaît, une taille en dessous !

• Je vais faire des courses en ville. Je vois ma nouvelle silhouette, je sens mes formes en passant mes mains sur mon corps. Je sens la différence en touchant mes bras, ma poitrine, mon ventre, mes jambes. Je suis bien dans ce moment où je prends conscience de ma nouvelle silhouette. Je me vois sourire, oui, je suis aussi plus gaie.

• J'entre dans un magasin de vêtements où j'ai vu... (un pantalon, un t-shirt, une robe...). La vendeuse m'accueille, je montre le vêtement. Elle me demande : Quelle taille ? Et je lui dis : 44. J'essaie : trop grand. Alors, 42 ! J'essaie : trop grand. Elle me propose un 40 : c'est la taille juste. Dans ce pantalon, je commence à regarder mes formes retrouvées, transformées, je passe ma main sur mes bras, ma poitrine, mon ventre, mes jambes et je sens l'aisance et le plaisir d'être dans cette nouvelle tenue.

• Je demande à la vendeuse le t-shirt qui va avec le pantalon. Cette fois, je lui dis : taille 40 ! Je l'enfile avec plaisir, en prenant mon temps. L'ensemble est satisfaisant, tellement satisfaisant que je le garde sur moi, avec la sensation de plaisir d'être dans un corps affiné. Je paie et je sors de la boutique.

• Respiration régulière, calme, tranquille.

• Je fais 3 respirations abdominales RAS.

• Je me tiens dans l'attitude physique de ce poids réaliste atteint, je me tiens autrement, je m'assois autrement et je ressens toutes les différences positives d'attitude avec ce corps nouveau (comment je respire, le port de ma tête, je me tiens plus droite, ma démarche est plus légère. Je peux mettre ces attitudes en œuvre dès maintenant). Je savoure toutes ces sensations.

• Quand je me sens bien installée dans ma nouvelle silhouette avec les vêtements confortables de taille 40, les nouvelles sensations dans mon corps, peu à peu je laisse cette scène s'éloigner de moi.

Redynamisation

• Je reprends une respiration plus tonique (non abdominale), expiration/inspiration (3 fois). Je commence à bouger mes doigts, mes mains, mes bras, mes pieds...

• À la fin, j'ouvre les yeux.

Application 10 : Je suis le metteur en scène de ma réussite

Objectif : pour mettre en œuvre une vision globale de la réussite de mon projet. Cet exercice est inspiré du livre *Efficace et épanoui par la PN*L de René de Lassus (éditions Marabout).

Installation de la relaxation

• Fermer les yeux. Prendre une position confortable allongée ou assise...

La détente musculaire du corps

• Je dirige mon attention sur mon front, j'imagine que je relaxe tous les petits muscles... (faire la détente musculaire complète pp. 114-115)

Je suis le metteur en scène de ma réussite

• Je reprends mon objectif Minceur : je veux peser... kg (poids réaliste), d'ici le ... (délai réaliste : 1 à 2 kg par mois, je reprends la formulation de l'exercice « Fixer un objectif », p. 84).

• Et maintenant, comme metteur en scène, je tourne. J'imagine mon objectif dans un film en couleurs, en 3D avec odeurs, bruits, atmosphère. Je laisse venir une couleur, une tonalité avec toutes ses nuances associées à mon objectif. Je laisse venir le décor puis les sons (paroles, musique, bruits), les sensations d'enthousiasme (de concentration...) que je ressens à mettre en scène mon objectif (ce que je vois, ce que je sens – tactile, olfactif, gustatif – ce que j'entends).

• Je suis debout (en hauteur), sur un balcon par exemple. Je regarde mon objectif comme s'il était placé sur une flèche du temps, devant moi, en contre-bas avec le présent, le passé, le futur.

• Je positionne mon objectif à la bonne place, dans le futur, à la date fixée.

• Je regarde sur cette flèche du temps, en contre-bas, les obstacles éventuels (faire le marché pour les produits frais, mon mari qui veut des plats traditionnels, les enfants qui veulent des frites...) et je fais passer ces *obstacles en noir et blanc*. Je les pose de part et d'autre de la flèche du temps. Il n'y a pas d'obstacles majeurs (l'objectif a été travaillé préalablement avec ses freins par les exercices du chapitre 5) sur le parcours de la flèche qui mène à mon objectif (les mettre au fur et à mesure de côté et en noir et blanc).

• Je reprends le film, le décor, les personnages associés aux scènes, je vois le déroulement, tous les personnages qui entrent dans ce film pour sa réussite (si nécessaire, reprendre les personnages encourageants de l'exercice de motivation « Le carré magique », p. 100).

• Je porte un grand soin à la scène finale de réussite (objectif atteint) avec congratulation, sourire, etc.

• J'interpelle mes personnages à haute voix : « Grand-mère, tu n'interviens qu'en deuxième partie, s'il te plaît, assieds-toi sur la chaise, à l'ombre, devant la maison », « Toi, mon mari, peux-tu venir sur le devant de la scène, tu vas m'aider à choisir ma nouvelle tenue de soirée », « Vous, le moine tibétain, prenez un thé parfumé sous l'arbre, je vous fais apporter une ombrelle », « Le régisseur : s'il vous plaît, vous mettez plus de lumière et le son des bruits de fête un peu plus fort ».

• Si je vois encore des obstacles, je les mets plus sombres, en noir et blanc, sur le côté, *en même temps,* j'ajoute des éléments qui me plaisent et qui complètent la scène.

• Respiration, régulière, calme, tranquille. Je fais 3 respirations abdominales RAS.

• Je continue de voir le film, de le retoucher jusqu'à ce que je ressente une sensation agréable de plénitude avec tous mes sens (ce que je vois, ce que je sens – tactile, olfactif, gustatif –, ce que j'entends).

• À ce moment, *j'entre moi-même dans le film* et je dirige mon personnage qui est le personnage principal jusqu'à la scène finale (fête, soirée). Je savoure ce moment privilégié avec tous les acteurs (personnages de mon entourage, personnages mythiques ou d'autres « vrais acteurs » : j'en profite, tout est possible !) qui me congratulent pour ma réussite (objectif atteint : rayonnement, forme...).

• Je donne à mon film un titre évocateur du sujet et je peux imaginer l'affiche avec mon nom comme acteur (actrice) principal et metteur en scène. J'imagine l'objet promotionnel de mon film. Je me vois le fabriquer. Je ressens le bien-être de l'objectif atteint, de ma créativité à l'œuvre. Je m'imprègne de toutes ces sensations.

• Je laisse peu à peu cette scène s'éloigner de moi.

Redynamisation

• Je reprends une respiration plus tonique (non abdominale), expiration/inspiration (3 fois). Je commence à bouger mes doigts, mes mains, mes bras, mes pieds...

• À la fin, j'ouvre les yeux.

À noter : Vous pouvez créer ou choisir dans la réalité l'objet symbolique de votre film (exemple : un galet pour sa douceur, ses courbes harmonieuses, son aspect épuré) que vous aurez toujours près de vous jusqu'à ce que l'objectif soit atteint, comme un rappel concret de cet objectif. Ou bien vous pouvez réaliser un collage (comme l'affiche de votre film) par une image symbolique qui représente le film, avec son titre, votre nom (acteur et metteur en scène), les noms des autres acteurs, etc.

C. LA NAVIGATION MINCEUR

« Tout bonheur commence par un petit déjeuner tranquille. »
Somerset Maugham

Un objectif Minceur qui s'inscrit dans le temps, c'est comme un voyage au long cours : il faut être bien équipé pour naviguer dans la bonne direction quelles que soient les circonstances. C'est la mission du commandant de bord. Il s'embarque avec une boussole pour ne pas perdre le nord, un carnet de bord pour noter les péripéties du voyage et ses apprentissages, quelques règles d'or pour maintenir le cap, des cartes de territoires pour se repérer, une liste de pièges à éviter et des astuces pour se distraire.

Vous êtes le commandant de bord à qui je remets, dans un coffret en bois de sycomore, ces précieux instruments de navigation pour s'orienter dans la bonne direction, quelles que soient les circonstances :

- la Boussole alimentaire,
- le carnet de bord,
- quelques règles d'or,
- des cartes de territoires (tableaux des vitamines et oligo-éléments),
- une liste de pièges à éviter,
- et quelques astuces pour préserver le plaisir !

Embarquement immédiat !

Chapitre 7.

Régime strict et triste, au secours ! Vive la Boussole alimentaire

« Peu importe si le début paraît petit. »
Henri David Thoreau

Selon la définition du dictionnaire *Le Petit Robert*, le mot *régime* veut dire : *alimentation raisonnée*. Alors si c'est seulement ma *raison* qui commande mon alimentation, où sont passées mes sensations de faim et de satiété, où se sont envolées les notions de goût et de plaisir, bref où se cachent les repères reliés à mon corps ? Oubliés, étouffés, anesthésiés. Mes sens sont-ils à inscrire au registre des abonnés absents ?

Dans le cadre de « l'alimentation raisonnée », un régime succède à un autre avec son cycle de restriction sous contrôle et de relâchement sans contrôle, de perte de poids et de reprise de poids. Ce qui importe dans cette logique, c'est de *bien* manger, c'est-à-dire des aliments « caloriquement corrects » : parce qu'ils sont prévus dans le régime, je les mange (parfois sans faim), j'y ai droit. Ainsi se crée une dychotomie entre **« c'est autorisé »** et **« c'est interdit »**.

« C'est autorisé ». *Traduction* : aliments « caloriquement corrects ». *Déduction* : c'est bon pour ma santé et pour mon poids (ils ne font pas grossir). *Comportement* : j'en mange autant que je veux. *Résultat* : je perds la notion de faim, de satiété et de goût. *Cognition* : je les aime parce qu'ils sont autorisés. Ces aliments se parent de toutes les vertus.

« C'est interdit ». *Traduction* : aliments « non caloriquement corrects ». *Déduction* : c'est mauvais pour ma santé et pour mon poids (ils me font grossir). *Comportement* : je les supprime de mon alimentation. *Résultat* : je perds la notion de plaisir, de goût et de choix. *Cognition* : je les bannis parce qu'ils sont interdits. Je les associe négativement à des périodes où je craque donc où je me sens nulle, sans volonté et où je culpabilise. Ces aliments sont affligés de tous les défauts, j'en oublie même jusqu'à leurs vertus.

Et le cercle infernal continue sauf si je brise le cercle du tout ou rien en régulant la quantité d'aliments « caloriquement corrects » tout en réintroduisant par petites quantités les aliments « non caloriquement corrects ». Et surtout en renonçant à l'équation erronée aliments bons ou mauvais, autorisés ou interdits, j'en mange beaucoup ou je les supprime. Je me permets d'inclure quelques mots de mon expérience personnelle car c'est un schéma que j'ai retrouvé fréquemment chez les femmes en surpoids. Avec cette équation manichéenne, je suis arrivée à consommer régulièrement pendant vingt ans de ma vie une quantité impressionnante de laitage (500 à 600 g par jour, parfois jusqu'à 800 g si un repas était remplacé par deux fromages blancs, maigres bien sûr !), alors que je détestais le goût du lait et des laitages frais. La répartition quotidienne des laitages était à peu près celle-ci (bien sûr, je consommais d'autres aliments en plus des laitages) :

Petit déjeuner :	200 g de fromage blanc 0 % ou 20 % MG (2 pots) avec céréales
Collation 11h :	100 g de fromage blanc 0 % ou 20 % MG
Déjeuner 13h :	125 g de yaourt 0 % en dessert
Collation 17h :	100 g de fromage blanc 0 % ou 20 % MG (en option)
Soir 20h :	125 g de yaourt 0 % en dessert (ou 2 ou 3 fromages blancs pour remplacer le dîner)
	Au total un minimum quotidien de 550 g de laitages maigres par jour, au maximum 825 g, exceptionnellement.

En revanche, j'adorais le fromage et je n'en mangeais plus ! En consultant un médecin homéopathe pour m'aider à mincir et à être plus en forme, il me déconseilla de continuer la consommation des laitages dont l'assimilation est difficile. En effet, chez l'homme, la sécrétion de l'enzyme digestive du lait (la lactase) diminue, voire disparaît lors de la diversification alimentaire. « Les conséquences de cette mauvaise assimilation des laitages par l'organisme pourraient produire des problèmes inflammatoires touchant la sphère ORL et des troubles du poids, de l'attention, s'ajoutant aux fatigues et à la nervosité »[1]. Et il existe beaucoup de sources de calcium dans l'alimentation : les oléagineux, les fruits, les légumes verts, les céréales, les poissons... (cf. chapitre 9). Personnellement, j'ai remplacé ma consommation de laitages frais par ce que j'aimais vraiment : le fromage. On peut aussi consommer des yaourts de soja ou du lait de soja, d'avoine, de riz ou d'amande. Comme je le conseille dans les options de la Boussole alimentaire, j'ai groupé la consommation de laitages sur un repas dédié au fromage, une à trois fois par mois. Je me régale de fromages de chèvre, tous différents en goût, en maturation, en forme, en texture et en couleur. Je les dispose dans une assiette en assortiment et je les déguste jusqu'à satiété avec des lamelles de pommes et une salade.

1. Extrait de *Lait de vache : blancheur trompeuse* de Anne Laroche-Walter, préface Dr J. Seignalet, éditions Jouvence.

Tous les exemples de repas et toutes les indications proposées dans la Boussole alimentaire ont un triple objectif :

- réhabiliter le plaisir de se nourrir *à sa faim* en explorant le goût des aliments « comme si c'était la première fois », et une créativité dans les couleurs, les textures, les parfums et les saveurs,
- faciliter la métabolisation des aliments (par des principes de dissociation simples et d'application facile),
- atteindre son objectif Minceur, l'inscrire dans le temps et pérenniser ses effets. Bref, apprivoiser la nourriture et transformer le tyran en allié.

Bien entendu, la Boussole alimentaire qui permet de perdre du poids, puis de le maintenir à long terme, opère en synergie avec l'installation du Déclic Minceur (Chapitres 1 à 4) et de la motivation Minceur (Chapitres 5 et 6). Parallèlement sont mis en place de nouveaux schémas cognitifs et de nouveaux comportements relatifs à l'alimentation, au relationnel et à l'estime de soi. Chaque personne adapte la Boussole alimentaire à son mode de vie pour en faire un mode alimentaire qui lui convient. La liberté n'est jamais si grande qu'à travers un cadre clairement défini !

À quoi ressemblent les repas de la Boussole alimentaire ?

Le petit déjeuner

Chaque petit déjeuner comporte une boisson neutre sans sucre ou légèrement sucrée avec du fructose (éventuellement du miel) : thé ou café ou chicorée (naturelle ou au caramel) ou tisane ou jus de carotte. Il est complété, au choix, par :

Option 1

Une céréale, soit :

- pain bio (complet, campagne, azyme...) frais ou grillé **ou**
- biscottes bio (farine complète, épeautre...) **ou** galettes de riz
  exemple : 3 biscottes bio + 1 pain azyme

+ beurre, beurre allégé ou margarine végétale
+ et/ou compote ou confiture au fructose

Option 2

- 1 ou 2 bananes avec le thé ou café

Option 3

- corn flakes **ou** flocons d'avoine **ou** épeautre avec quelques raisins secs (4 ou 5)

+ lait de soja ou lait de riz ou lait d'avoine (lait d'amande exceptionnellement)

Option 4

- 1 banane + 6 amandes + 6 noisettes **ou** 3 figues sèches 4 pruneaux secs

Vers 11h

Croquer une vitamine C Acerola (sauf contre-indication médicale)

Les repas du midi ou du soir

Les repas « Tradition »

Ce sont les plus classiques car ils s'adaptent au quotidien comme aux jours de fête. Vous pouvez les varier à l'infini. Ils sont composés de :

- 1 entrée (facultative) : légumes et/ou 1 protéine de la même gamme que le plat principal (si vous commencez avec poisson ou fruits de mer, continuez avec un poisson, si vous commencez par la viande – foie gras les jours de fête – continuez par une viande).
- 1 plat : 1 protéine à satiété : poisson (140-180 g) **ou** viande (120-150 g) **ou** tofu (soja) **ou** œufs (maxi 2 par semaine, pas d'omelette),
- accompagné de légumes verts crus (le midi) ou cuits (le midi ou le soir) à satiété. Éviter les tomates crues très acides.
- 1 CS (cuillère à soupe) de féculent pour fixer les protéines soit 1 CS riz cuit **ou** 1 petite pomme de terre **ou** 1 CS de polenta **ou** 1 CS d'épeautre ou 1 galette de riz **ou** 1 à 2 CS de germe de blé.
- 1 dessert (en option le soir) : à déguster, 2 carrés (10 g environ) de chocolat noir à plus de 70 % de cacao ou au lait avec le café par exemple (Rappel : plus le chocolat contient de cacao, moins il contient de sucres) **ou** 1 fruit cuit, pomme ou poire au four fourrée avec raisins secs et 1 cc (cuillère à café) de fleur d'oranger **ou** 4 abricots secs **ou** 4 pruneaux **ou** 8 à 10 amandes **ou** noisettes.

Les repas « Exotisme »

Pour les sorties ou la créativité à la maison :

Option 1 : au restaurant chinois

- crevettes sautées + légumes shop suey + 1 ou 2 rouleaux de printemps + 1 boule de coco (facultatif) **ou**
- crevettes vapeur + poisson sauce coco ou aigre-douce + légumes sautés + 1 CS de riz

Option 2 : au restaurant japonais

- soupe miso + poissons crus ou brochettes poulet ou brochettes poisson + crudités + ½ bol de riz

Option 3 : au restaurant marocain ou tunisien

· couscous soit viande ou poisson avec légumes + 2 CS de semoule, soit légumes + 1 ou 2 assiettes de semoule (à satiété)

Option 4 : au restaurant indien

· par exemple : poulet tandoori en entrée + poulet ou agneau épinards ou aubergines + 1 à 2 CS à soupe de riz basmati. Ou caviar d'aubergine + dahl (plat de lentilles aux épices)

Les repas « Saveur plat unique »

Ils sont faciles à préparer, pratiques et économiques. Pratiques car vous pouvez manger à satiété l'aliment que vous aimez (pâtes, riz, fromage...) à condition de le *déguster* dans toutes ses nuances (saveur, odeur, couleurs, texture, sensations en bouche). Faciles à préparer car vous pouvez les improviser. Les jours de grande faim, vous pouvez choisir un repas consistant de féculents (pâtes, riz complet par exemple) ou de céréales, les jours de petite faim, vous opterez pour un repas léger de soupe ou multi-légumes. Économiques car l'aliment de base (pommes de terre, pâtes, riz ou céréales) ne coûte pas cher.

Option 1 : « Orientation glucides »

· un féculent ou une légumineuse ou une céréale (glucide) à satiété, *sans accompagnement de protéine*

· soit des lentilles **ou** des pois **ou**

· que des pâtes (complètes de préférence. Éviter les pâtes aux œufs : mélange glucide/protéine) **ou** que du riz (basmati, complet) **ou**

· qu'une seule céréale (boulgour complet, épeautre précuit, millet, pipil, couscous, quinoa)

+ avec oignon, échalote avec 1 CS d'huile d'olive ou beurre, vinaigre, tout condiment et épices

+ salade verte **ou** épinards **ou** un autre légume vert

Option 2 : « Palette de légumes » (mélange d'au moins 5 légumes verts crus ou cuits)

- légumes verts crus ou cuits (au moins 5 légumes, cuits le soir) par exemple : haricots verts, brocolis, courgettes, aubergines, épinards, bettes, navets, soja, fenouil, salade, endives, pas de tomates sauf cuites
- accompagnés par 1CS de lentilles ou d'une céréale ou d'un féculent ou par 2 CS de germe de blé

Option 3 : « Mélange multifruits » (mélange de fruits crus ou cuits)

Pour savoir quelles « familles » de fruits mélanger, se reporter pages suivantes au paragraphe consacré aux fruits (p. 149).

- soit une seule « famille » de fruits (acides **ou** neutres **ou** sucrés),
- soit mélanger : fruits acides + neutres **ou** fruits sucrés + neutres.
- Ne pas mélanger : fruits acides et sucrés.

Option 4 : « Monosoupe »

La soupe se mange seule.

- **soupe de légumes frais** (maison ou surgelés) **ou**
- soupe japonaise **« miso »** en magasin de diététique.
- Sauf en dépannage, éviter la consommation régulière de soupes « Minute » (sucres cachés et fécule de pomme de terre dans les ingrédients).

Option 5 : « Trio ou quatuor de fromages »

- Un repas dédié au fromage 1 à 3 fois par mois (plutôt le midi pour une meilleure digestion). Un réel plaisir pour les amateurs, à savourer comme une pièce de choix.

- Prendre soin de choisir avec délectation trois ou quatre fromages différents (un seul si une sorte vous convient), de préférence chèvre ou brebis plus facilement assimilables que les fromages à base de lait de vache. Toutefois, si vous adorez le camembert, joignez-le au trio !

Option 6 : « Repas éclair »

La faim est là, vous n'avez pas beaucoup de temps, vous êtes pris entre deux rendez-vous, l'emploi du temps est surchargé : *exceptionnellement,* vous pouvez avoir sous la main et consommer :

- soit 2 ou 3 bananes (un fruit rempli de potassium et de magnésium qui « cale » mieux qu'un sandwich. Consommée seule, la banane n'aura aucune incidence dramatique sur votre poids),
- soit un substitut de repas liquide ou solide (pas de barres de céréales) : coupelle de vanille, de framboise ou de café (le solide est plus satisfaisant). Éviter le parfum chocolat ! Il est toujours décevant et vous donne le goût de continuer sur des barres chocolatées. Préférez *déguster* à un autre moment, après le repas Tradition, votre carré de *vrai* chocolat avec le café par exemple.

Le goûter vers 17h (facultatif)

Pour éviter la grande faim au repas du soir (si vous dînez tard) où vous pourriez avaler n'importe quoi rapidement pour calmer le feu de la fringale, prenez la précaution d'une pause goûter où vous soufflez pendant 5 à 10 mn avec :

- fruits crus ou cuits (consommer une seule « famille » de fruits : acides ou neutres ou sucrés) environ 130 g
- **ou** 3 à 4 abricots secs **ou** 3 figues sèches **ou** 2 abricots secs + 4 amandes

À noter : J'emploie à dessein l'expression *à satiété,* c'est-à-dire jusqu'au moment où vous *sentez* que vous n'avez plus faim, plutôt que *à volonté*, c'est-à-dire sans limite, selon votre envie et sans tenir de vos sensations.

N'oubliez pas que si vous faites occasionnellement (une fois par semaine) *un repas hors Boussole alimentaire*, pas d'inquiétude : vous ne reprendrez pas de poids pour autant à condition de savourer ce repas avec plaisir et sans culpabilité. Comment font les personnes minces pour ne pas perdre le nord ? Elles s'autorégulent car elles écoutent leur faim. Après un repas très copieux, au repas suivant ou le lendemain, elles ont moins faim et mangent un repas plus léger. Si vous utilisez le carnet de bord (Tableau 1 – État des lieux) dont un exemplaire figure page 151, vous aurez un aperçu hebdomadaire de la composition de vos repas et vous pourrez ainsi *réguler sur la semaine* votre équilibre alimentaire.

Quelques trucs de navigation au long cours

Les conseils rusés

- Si vous prenez soin de ne pas mélanger au cours d'un même repas les *protéines* (viandes, poissons, œufs, fromages...) avec les *glucides* (féculents, légumineuses, céréales comme le pain), vous faciliterez le métabolisme des aliments qui joue sur le processus de digestion et sur le processus minceur.
- En revanche, pour chaque repas « Tradition » ou « Exotisme » au cours desquels vous mangez des protéines, vous pouvez ajouter une *dose homéopathique* (1 CS) de féculents ou céréales ou légumineuses ou 2 CS de germe de blé qui fixeront les protéines. Le pain est réservé au petit déjeuner.

- Préférez les tomates cuites fraîches aux tomates crues souvent trop acides.
- Si vous aimez le fromage – et que votre organisme le tolère – concentrez votre consommation sur un repas dédié au fromage 1 à 3 fois par mois (Option 5, p. 144).
- Consommez les fruits et légumes frais ou surgelés au naturel. Tous les légumes (et plats) préparés comportent des conservateurs et des colorants, plus des sucres cachés qui n'aident pas à mincir !
- Sachez, pour information, que la valeur calorique des aliments se transpose comme suit : 1 g de glucides = 4 calories, 1 g de protéines = 4 calories, 1 g de lipides = 9 calories et 1 g d'alcool = 7 calories.
- Privilégiez, dans le quotidien, la consommation d'une seule céréale à la fois : les mélanges de céréales demandent plus de travail à l'organisme.
- Préférez les céréales complètes aux céréales raffinées (comme les pâtes, le riz, les farines et les sucres).
- Protégez votre peau et vos artères en utilisant 1 à 2 CS par jour d'huile de colza et/ou d'huile d'olive pour l'assaisonnement. Seule l'huile d'olive convient à la cuisson. On peut aussi mélanger 2/3 d'huile d'olive et 1/3 d'huile de colza dans une bouteille pour assaisonnement et cuisson. Comme les oléagineux et les poissons gras, ces huiles sont des acides gras monoinsaturés qui font baisser le « mauvais » cholestérol (LDL, Low Density Lipoprotein), augmentent le « bon » cholestérol (HDL, High Density Lipoprotein) et limitent les risques cardio-vasculaires, contrairement aux acides gras saturés (graisses d'origine essentiellement animale) contenus dans la viande,la charcuterie, les laitages entiers, le beurre et certains fromages.
- Buvez au moins 1 litre à 1 litre ½ d'eau par jour (y compris thé, tisane).

- Savourez en toute tranquillité votre chocolat (2 carrés ou 10 g) en achetant des carrés emballés à l'unité dans un joli papier doré plutôt qu'une tablette tentatrice. Si votre chocolat préféré n'existe pas sous cette forme, prélevez votre portion de la tablette avant dégustation, rangez-la aussitôt et changez de pièce pour la dégustation.

Encore plus de plaisir !

- Préparez par personne ou pour vous-même une belle assiette *attrayante :* couleurs, formes, parfums !
- Utilisez généreusement les condiments, les épices et les herbes : vinaigre, câpres, moutarde... curry, cannelle, gingembre, 5 épices, curcuma, cumin (aux propriétés digestives et diurétiques), paprika (aux propriétés digestives et antiseptiques), safran et noix de muscade (tous deux aux propriétés digestives), le clou de girofle (aux propriétés antiseptiques et anti-rhume associé au vin chaud), menthe, estragon, ciboulette, persil, coriandre (aux propriétés digestives et antibactériennes), cerfeuil, thym, herbes de Provence... sans oublier 1 CS de lait de coco de temps à autre, délicieux avec une céréale ou quelques gouttes de fleur d'oranger. *À noter* : utilisez le lait de coco avec mesure car il contient des acides gras saturés.
- Soyez créatifs et inventez de nouveaux mélanges (de légumes, de fruits, d'épices, de condiments...) ou de nouvelles recettes. *Exemples :* une pincée de cannelle avec des légumes à branches (épinards, bettes) ou 1 CS de lait de coco avec des lentilles, des céréales ou des épinards, c'est savoureux et subtil !
- Découvrez des saveurs et des parfums inattendus en variant votre « tisane de la nuit » après votre dîner : hibiscus, cynorrhodon, sauge, tilleul sauvage, thym... Certains mélanges sont vendus déjà préparés en sachet.
- Apprenez à sélectionner les aliments que vous aimez *vraiment* : pour chacun, réjouissez-vous de son odeur, de son

aspect, de son goût, de sa consistance (ça fond, ça craque, ça croustille...), de sa tenue en bouche, de sa saveur sur la langue après l'avoir avalé. Développer la finesse de ses sensations est comme l'entraînement d'un sportif : les premiers exercices demandent de la concentration, puis deviennent une seconde nature. Vous pouvez commencer comme un jeu, à l'aveugle (cf. Chapitre 6, p. 117) et vous laisser surprendre !

À propos des fruits

Il existe des fruits acides, des fruits neutres et des fruits sucrés. Pour une meilleure assimilation, les fruits acides et neutres font un mariage heureux ainsi que les fruits sucrés et neutres. Par contre, entre les fruits acides et les fruits sucrés, c'est le divorce assuré ! Vous veillerez à ne pas les mélanger. D'autres sont des solitaires : ils préfèrent être mangés seuls. En résumé :

- *Fruits acides :* ananas, orange, pamplemousse, mandarine, clémentine, tomate, fruit de la passion, framboise, fraise, kiwi, papaye
- *Fruits neutres :* pomme, poire, pêche, coing, abricot, cerise, mûre, prune, pruneau, mangue, brugnon, nectarine, avocat
- *Fruits sucrés :* banane (nature de préférence ou séchée), fruits secs : amandes, noisettes avec soit abricots secs, soit pruneaux, soit dattes, soit figues
- *Combinaisons harmonieuses :* fruits neutres + acides ou fruits neutres + sucrés
- *Combinaisons malheureuses :* fruits acides + fruits sucrés (éviter de les mélanger pour une bonne digestion)
- *Les solitaires :* 2 fruits se mangent seuls, loin des repas ou constituent en eux-mêmes un repas : le melon et le raisin

- Les fruits acides ou neutres, le matin au petit déjeuner, sont mal accueillis par le tube digestif qui se sent agressé par l'acidité après un mini jeûne de 8 à 12 heures depuis le dernier repas du soir. Le meilleur moment pour manger les fruits crus étant le goûter ou le déjeuner pendant l'été (en dessert ou en « Saveur plat unique », option 3, p. 144). Vous pouvez consommer le matin des fruits sucrés (moins acides) comme une ou deux bananes ou une banane et quelques fruits secs ou oléagineux (option 2 ou option 4 du petit déjeuner, p. 141).

Où trouver le calcium ?

- Dans vos aliments : soja, laitue, cresson, persil, navets, brocolis, haricots blancs, sardine, sole, saumon sauvage, pommes (sauf les Golden, trop de pesticides), abricots secs, amandes, pruneaux, noisettes...
- Sous forme de complément alimentaire (gélules) en rayon diététique ou farine d'os de seiche, si besoin.

Les compléments alimentaires en magasins de diététique (en option)

- vitamine C Acérola (sauf contre-indication médicale)
- calcium marin (gélules) ou farine d'os de seiche
- oméga 3 (huiles de poisson)
- vitamine E (268 mg/jour) en alternance avec des gélules d'huile de bourrache *(un mois sur deux)*

Y a-t-il des aliments interdits ?

Non. Il y a simplement des aliments dont il est préférable de limiter la consommation qui doit rester exceptionnelle pour alléger le travail d'assimilation soit parce qu'ils sont trop gras (charcuterie, fritures, viandes grasses...), soit parce qu'ils sont trop sucrés (sodas, pâtisseries, viennoiseries...) ou encore parce qu'ils associent protéines et glucides (pizza, quiche) ou encore ils accumulent les trois (sandwichs, hamburgers accompagnés de ketchup) !

Petite halte sur le carnet de bord

Le carnet de bord comporte deux types de tableaux :

Chronologiquement, le premier a pour objectif de faire « l'état des lieux ». Il se compose de 7 colonnes :

Tableau 1 : L'état des lieux

Mes repas	Quand ?	Où ?	En faisant quoi d'autre ?	Avec qui ?	Assis(e), debout ?	Temps passé
Petit déjeuner (composition)	Le 10/06 à 7h30	À la maison	En écoutant la radio et en enfilant ma veste	Seule	Debout	5 à 10 mn
Déjeuner...						

Continuer de remplir le tableau (une feuille par jour)

Le second a pour objectif de déterminer « Mais qu'est-ce qui me pousse à manger ? ». Il est utile en cas de grignotage, en cas de compulsion, en cas de crise (hyperphagie, boulimie). Il cerne le déclencheur, l'émotion, le refuge vers la nourriture et il donne une amorce de solution : quelle autre activité m'aurait satisfait(e) à ce moment-là ? Il se compose de 7 colonnes :

Tableau 2 : Mais qu'est-ce qui me pousse à manger ?						
Que s'est-il passé ?	**Où et quand cela s'est passé ?**	**À quelle heure ?**	**J'ai mangé (quoi) pour (émotion)**	**Qu'ai-je ressenti que je n'ai pas exprimé ?**	**Pendant combien de temps ai-je mangé ?**	**Quelle autre activité aurais-je pu mettre en place ?**
Dispute avec ma collègue au sujet d'un dossier	Lundi 15/06 au bureau	Vers 16h	2 barres chocolatées pour me calmer (éviter de pleurer)	Humiliation puis colère	5 mn	Sortir prendre l'air M'isoler pour respirer En parler à ma collègue avant que ça ne dégénère
CT[1] houleuse avec ma sœur	Jeudi 18/06 à la maison	*Etc. Continuer de remplir le tableau*				

Le carnet de bord, même s'il est parfois contraignant à remplir sur quelques semaines, donne des indications précieuses sur le mode alimentaire en cours et les habitudes qui y sont associées (tableau 1) ainsi que sur les grignotages, compulsions et crises (tableau 2). L'objectif est de repérer les schémas à répétition et de pouvoir trouver les ressources qui permettront d'en sortir. Ainsi s'élabore une stratégie de mise en place d'autres comportements, d'autres modes de pensée, d'autres approches de la situation stressante.

Le carnet de bord est un instrument d'évaluation efficace : au fur et à mesure du temps, la personne constate aussi bien

1. Conversation téléphonique.

ses progrès (changements d'habitude, de comportements alimentaires et relationnels) que ses faux pas : ils font partie du voyage et sont utiles s'ils sont transformés en mini-apprentissage (qu'est-ce que j'ai appris avec cette expérience aussi infime soit-elle ?)

Quelques règles d'or pour tenir la route

La plupart des règles de vie évoquées dans ce chapitre vont sans doute vous paraître évidentes, banales, irritantes et – intellectuellement – d'une simplicité enfantine. Vous avez raison. Mille fois raison. Je vous assure que, si vous les testez (une à la fois) puis les adoptez en les cumulant, elles peuvent améliorer de façon surprenante votre rapport à la nourriture. Pourquoi ? Parce qu'elles vous incitent à *orienter votre attention sur les aliments absorbés plus que sur l'acte de manger*.

Mettre de la conscience sur :

- l'achat des aliments, la préparation, le plaisir, le goût, les autres sens associés (visuel, auditif, tactile, olfactif),
- sur les sensations du corps,
- sur l'affirmation de soi (je peux refuser de reprendre un plat sans offenser),

change profondément le rapport à la nourriture.

Être attentif à la nourriture en mangeant suppose de :

• *S'asseoir pour manger* (eh oui ! au moins 15 à 20 mn, même si vous êtes seul(e) et pressé(e) !), ce qui oblige à prendre un peu de temps pour soi et à mettre le couvert. Si je mange debout, je ne pense pas à ce que je fais : j'avale mon morceau de fromage, de pain puis un autre. Sans le disposer sur une assiette, je ne me rends même pas compte de la quantité que je mange, j'ai l'esprit ailleurs, surtout occupé par l'événement stressant qui m'a poussé à manger. Le goût de l'aliment, je n'y pense même pas. Quant à la subtilité des saveurs...

• *Manger sans écouter la radio, sans regarder la télévision, sans lire le journal ou un livre* (essentiellement au début, pour modifier mon rapport à la nourriture), sinon mon attention est ailleurs et surtout pas à ce que je fais. Il semblerait que l'on mange environ 30 % de nourriture en plus quand l'esprit est distrait. Ainsi, pour mincir, il serait tout aussi efficace de réduire le temps passé devant la télévision (devant laquelle on absorbe passivement et indifféremment des images, du son, de la violence, de la nourriture...) que de pratiquer une activité physique : les deux sont compatibles.

• *Manger dans une atmosphère tranquille :* les repas sont un moment sacré, ils rythment notre vie et sont une nécessité vitale autant qu'un plaisir. Avec mes amis ou en famille, mieux vaut éviter les discussions animées au cours des repas (enthousiasme ou désaccord) et les réserver pour la fin du repas.

• *Savourer chaque bouchée « comme si c'était la première fois » :* il est important de prendre le temps de redécouvrir des saveurs et sensations oubliées afin d'affiner ses goûts (cf. la relaxation, p. 116). Savourer veut dire également prendre le temps de mettre en bouche avant d'avaler, ce qui a pour effet de se sentir plus rapidement rassasié.

• *Repérer les signaux de faim et de satiété :* même s'ils varient d'une personne à l'autre, il est important de mettre des mots sur les sensations éprouvées pour mieux les repérer.

• *Se réjouir à l'avance de son repas* avec une attention portée aux couleurs, à la texture, à l'odeur, à l'aspect, enfin tout ce qui réjouit les yeux, le nez et les papilles.

• *Se féliciter de ne pas finir complètement son assiette :* et pourtant, combien de fois avez-vous entendu : « Finis ton assiette, tu pourras aller jouer » ou : « Finis ton assiette, tu auras un dessert » ou : « Finis ton assiette, il y a tant d'enfants qui meurent de faim dans le monde ». Finir son assiette est devenu synonyme de récompense, ne pas finir son assiette est culpabilisant. C'est pourquoi il est parfois difficile de se débarrasser de cette habitude. Avec un peu d'entraînement, ça vient...

• *Aménager un environnement agréable autour du repas :* décoration de la table, couleurs des aliments (cf. chapitre 8).

• *Jeter à la poubelle les aliments « feu rouge » :* après un dîner à la maison, s'il reste une part ou plus de tiramisu apporté par une amie (ou autre plat que vous aimez), soit vous lui demandez de remporter la part supplémentaire (elle a été vraiment très généreuse), soit vous le jetez. Votre bien-être et votre corps le méritent. Jeter est déchirant pour certaines personnes : c'est normal. Jeter donne un sentiment de culpabilité par rapport à ceux qui manquent ou qui ont manqué de nourriture. Croyez-vous qu'en mangeant vous-même la part supplémentaire de tiramisu, ils recevront plus dans leur assiette ? Non, le gâteau ne peut se télétransporter par un coup de baguette magique là où il y a un besoin.

• *Refuser un deuxième tour de plat sans vous sentir gêné(e) :* lorsque vous sentez que vous n'avez plus faim, refuser d'être servi(e) une deuxième fois par complaisance, de peur de vexer. Commencez par faire un compliment sur le repas en général, sur un plat en particulier ou sur l'art de recevoir de la maîtresse de maison et annoncez que vous n'avez plus faim. Beaucoup de personnes expriment uniquement l'amour par les plats qu'elles préparent. Pour éviter de les froisser, tout en respectant ses propres besoins, il est utile de verbaliser un compliment, un message teinté d'amour par lequel elles se sentiront reconnues. Après, il est plus facile de dire « non » à un deuxième service.

• *Avant de faire les courses ou d'aller à une invitation tardive,* prenez la précaution de caler votre faim avec une ou deux bananes ou quelques fruits secs ou un œuf afin de ne pas vous ruer sur la première tentation alimentaire à votre portée.

Bouger, ça sert à quoi ?

Bouger, ça sert à être plus énergique, plus en forme, plus détendu. Le *mouvement* est un bon allié pendant et après la période d'amincissement. Pourquoi ? D'une part, parce qu'il s'inclut dans la logique de changement : changement d'habitudes alimentaires, changement dans le rapport au corps – dont on prend soin sans le maltraiter –, changement dans les stratégies d'ouverture sur l'extérieur. D'autre part, parce qu'il permet d'entretenir et de raffermir la masse musculaire (même avec des micro-mouvements) et en même temps de brûler quelques calories.

Je parle de *mouvements* et non pas uniquement de *sport*. Pour trois raisons : le mot « sport » peut décourager certaines bonnes volontés, soit parce qu'il induit une contrainte et démobilise *a priori*, soit parce que certaines personnes ont un surpoids qui ne leur permet pas d'envisager directement la pratique d'un sport. D'autres n'ont simplement pas envie. En outre, si une personne est dans un schéma « maîtrise-relâchement » (le même qu'elle applique avec les régimes restrictifs), elle va le reproduire pour le sport : je contrôle mon régime, je fais du sport à outrance, puis je me relâche sur le plan de la nourriture, c'est l'anarchie, j'arrête le sport car mes efforts ont été trop intenses d'un seul coup (avec ou sans plaisir). Ce schéma a un effet désastreux sur la reprise de poids... et sur le moral.

Bien sûr, le sport peut être pratiqué, à condition qu'il procure du plaisir, qu'il soit régulier (1 à 3 fois par semaine pendant 30 mn à 1 heure par séance environ) et qu'il soit intégré au mode de vie afin qu'il ne soit pas abandonné à la première occasion. Il peut s'agir de jogging, de marche, de vélo, de golf, de gymnastique, d'aérobic, de musculation, de natation, d'arts martiaux ou de sports d'équipe. Un entraînement sportif régulier permet de perdre, sur six mois à un an, 1 à 2 % de masse graisseuse. Je voudrais mentionner que les sports où le travail musculaire se fait en douceur (stretching, chi gong, taï chi chuan...) sont très efficaces pour la bonne forme physique et la perte de graisse : au moins autant que les sports plus « en force ». Quelque soit le sport pratiqué, réhydratez-vous : buvez un litre d'eau après le sport.

Même pour les allergiques au sport, il est possible de bouger et d'inclure le mouvement dans sa vie, agréablement, sans se faire violence. Il existe quelques méthodes très souples et douces pour le corps qui demandent peu d'efforts physiques mais renouent le contact avec les sensations corporelles et délassent très bien. Je vous en cite quelques unes : la méthode Feldenkreis, la méthode Mézières, la relaxation dynamique et activo-passive, la gymnastique holistique, le yoga, l'aquagym. Vous pouvez aussi bouger par la danse (classique, africaine, orientale, salsa, rock...), par le mime, par le théâtre. Quelques bons trucs tout simples pour intégrer le mouvement à votre quotidien : marcher 15 mn le matin et 15 mn le soir en quittant une ou deux stations de métro ou de bus avant votre station habituelle, emprunter l'escalier au lieu de l'escalator ou de l'ascenseur, faites 10 à 15 mn de marche après votre déjeuner (ne mangez pas en même temps que vous marchez !), passez l'aspirateur avec entrain sur un air de salsa, dans une file d'attente à la poste ou au supermarché, contractez vos muscles abdominaux, vos muscles fessiers et ceux des cuisses (au début 20 fois, puis progressivement jusqu'à 50 fois), laissez votre voiture au garage et allez chercher les enfants à l'école à pied, etc.

Tout mouvement qui peut être *intégré durablement et régulièrement* à votre mode de vie est à privilégier. Une autre pratique sportive ponctuelle est aussi bienvenue comme le ski l'hiver ou l'escalade et l'aviron l'été. Et surtout, pour maintenir le cap, prenez du plaisir à tout ce que vous faites !

Cette liste est loin d'être exhaustive. Vous avez sûrement vos propres règles d'or. Si vous souhaitez les partager, n'hésitez pas à m'en faire part par e-mail, téléphone ou à l'adresse de mon éditeur.

Chapitre 8.

Quelques idées pour réjouir les sens

« Il savait prononcer le mot 'succulent' de telle manière qu'en l'entendant, on avait l'impression de mordre dans une pêche mûre. »
Georg Christopher Lichtenberg

Dix recettes pour papilles joyeuses

Repas « Tradition »
Tofu gourmand – Fenouil goût Méditerranée

Plat principal : Tofu gourmand Cuisson : poêle

- 100 à 140 g de tofu
- 3 CS d'épinards hachés
- 2 CS de pousses de soja sans OGM
- 1 échalote
- ½ CS huile d'olive + 2 cornichons à découper en rondelles

- 1 pincée de poudre de cumin, 1 pincée de cannelle, 1 pincée de gingembre
- persil
- 2 CS de lait de coco
- sel et poivre

Faire revenir dans une poêle anti-adhésive ½ CS d'huile d'olive avec l'échalote. Jeter dans la poêle les 3 CS d'épinards hachés, remuer. Puis verser les 2 CS de pousses de soja. Ajouter le tofu coupé en petits cubes ainsi que les cornichons. Saupoudrer d'une pincée de cumin, de cannelle et de gingembre. Mettre le persil, le sel, le poivre et les 2 CS de lait de coco. Remuer de temps à temps jusqu'à cuisson.

Entrée : Fenouil goût Méditerranée Cuisson : four ordinaire

- 1 beau fenouil
- ½ CS huile d'olive
- ½ citron non traité
- 2 cc sauce Nuoc Man

Préparer la sauce dans un petit saladier : le ½ jus de citron + ½ CS huile d'olive + 2 cc sauce Nioc Mam. Mélanger. Laver et essuyer le fenouil. Le couper en petits morceaux dans le saladier. Mélanger et consommer. Bien mâcher fait ressortir le « croquant » et le goût frais du fenouil !

Repas « Tradition »

Pomme parfumée

Cuisson : four ordinaire 20 mn

- 1 grosse pomme ou 2 petites (Elstar ou Royal Gala **sauf** Golden)
- 1 pincée de cannelle ou de poudre de caroube
- 2 cc de fleur d'oranger
- 3 raisins de Corinthe (facultatif)

Laver et essuyer la pomme. Évider le centre, garder le fond. Saupoudrer l'intérieur de cannelle ou de caroube. Mettre dans un plat anti-adhésif. Verser dans la partie centrale évidée 2 cc de fleur d'oranger et les 3 raisins de Corinthe (facultatif). Puis au four pendant 20 mn. Déguster tiède ou froid.

Repas « Saveur Plat unique »
Céréale al verde ou Féculent al verde

Cuisson : poêle ou sauteuse

Soit : 1 céréale complète (pâte ou riz ou épeautre ou quinoa ou couscous...)
Soit : 1 féculent (lentilles ou pois ou exceptionnellement 3 pommes de terre)

- 1 céréale ou 1 féculent (NB : lentilles ou pois à éviter si fragilité intestinale)
- épinards hachés ou bettes *
- 1 échalote ou 1 oignon
- 1 CS huile d'olive/colza
- 1 pincée de cannelle
- estragon
- sel et poivre
- 2 CS de lait de coco (facultatif)

Selon votre choix, faire cuire la céréale ou le féculent comme habituellement. Dans une poêle, faire revenir l'échalote ou l'oignon dans l'huile d'olive et verser les épinards ***ou*** *les bettes*. Saupoudrer d'estragon, d'une pincée de cannelle, de sel et de poivre. Verser sur la céréale* ***ou*** *sur le féculent, 2 CS de lait de coco (facultatif). Remuer de temps à temps jusqu'à cuisson.*

** Les bettes se préparent à l'avance avec 2 tomates. Laver les bettes et les tomates. Enlever les fils des bettes. Les couper en petits morceaux ainsi que les tomates. Cuire dans un faitout ou une sauteuse anti-adhésive. Saupoudrer de cannelle, de sel et de poivre. Remuer de temps en temps jusqu'à totale cuisson des bettes.*

Repas « Saveur Plat unique »
Palette de 5 légumes verts en voile safran

Cuisson : vapeur et sauteuse

- haricots verts
- brocolis ou purée de brocolis
- navets
- courgettes
- aubergines
- 1 petite pomme de terre vapeur ou 1 CS d'1 céréale cuite ou 1 CS d'1 féculent ou 2CS de germe de blé
- 1 échalote ou 1 oignon
- 1 pincée de safran, de noix de muscade, de gingembre

- persil ou ciboulette
- sel et poivre

Faire cuivre les haricots verts et brocolis frais préalablement à la vapeur **ou** *utiliser des légumes surgelés. Dans une sauteuse, faire revenir l'échalote ou l'oignon puis verser les navets, les courgettes et les aubergines. Saler, poivrer et laisser mijoter jusqu'à cuisson avec 1 pincée de safran, de noix de muscade. Puis ajouter les haricots verts et les brocolis cuits ainsi que la pomme de terre* **ou** *la céréale* **ou** *le féculent cuit. Saupoudrer de persil ou de ciboulette et légèrement de gingembre jusqu'à cuisson de l'ensemble. Servir les légumes verts avec la céréale* **ou** *le féculent* **ou** *2 CS de germe de blé.*

Repas « Tradition »
Surimi en duo jaune oranger

Cuisson : vapeur et poêle

- 5 à 7 bâtonnets de surimi au poisson sauvage
- haricots verts ou courgettes
- poireaux
- brocolis
- 1 pincée de safran, 1 pincée de curry
- 1 échalote ou 1 oignon
- sel et poivre
- 1 CS huile d'olive/colza

Faire cuire à la vapeur les légumes coupés grossièrement : haricots verts ou courgettes, poireaux, brocolis. Réserver. Faire revenir dans la poêle 1 échalote ou 1 oignon avec 1 CS d'huile d'olive. Ajouter les légumes. Saupoudrer d'1 pincée de safran et d'1 pincée de curry. Saler et poivrer. Mélanger jusqu'à cuisson, puis ajouter les bâtonnets de surimi coupés en dés. Selon le goût, ajouter une CS de lait de coco. Laisser chauffer quelques minutes et servir.

Repas « Saveur Plat unique »
Farandole de fruits

Fruits cuits Cuisson : casserole ou sauteuse

- quetsches, mirabelles, ½ mangue, ananas et myrtilles (facultatif)
- 2 pincées de cannelle
- 1 CS d'eau de fleur d'oranger

Préparer tous les fruits et les faire cuire dans une casserole à feu doux avec 1 CS de fleur d'oranger et la cannelle jusqu'à cuisson des fruits sans être réduits « en compote ». Fruits frais ou surgelés.

Fruits frais

- pommes, poires, prunes, ananas, ½ mangue ou 1 nectarine ou 1 kiwi
- 1 pincée de caroube
- 1 CS d'eau de fleur d'oranger, quelques gouttes de jus de citron non traité et 3 feuilles de menthe

Préparer les fruits et les couper en dés. Ajouter quelques gouttes de citron, 1 CS de fleur d'oranger et les 3 feuilles de menthe coupées aux ciseaux. Si nécessaire, verser 1 cc de fructose.

Repas « Saveur Plat unique »
Brebis en fête (exceptionnel, maxi 3 fois/mois !)

- 1 fromage de brebis ou de chèvre (100 à 150 g)
- 1 grosse pomme ou 2 petites (toutes sauf Golden)
- quelques feuilles de basilic frais ou de menthe fraîche

Choisir une bûchette de fromage de brebis ou de chèvre sec, demi sec ou frais selon votre goût. Prélever 100 à 120 g et couper en tranches fines. Réserver. Laver la pomme, la peler ou non et la couper en lamelles. Intercaler sur une belle assiette une tranche de fromage, une lamelle de pomme jusqu'à former une spirale du milieu de l'assiette vers les bords. Déposer les feuilles de menthe ou de basilic avec le plaisir de jouer avec les couleurs.

Repas « Tradition »
Une invitation à la maison

Plat principal : Filet de flétan aux 3 légumes

Cuisson : four (poisson), vapeur (légumes) et poêle

- 1 filet de flétan par personne
- haricots verts cuits
- brocolis cuits
- courgettes cuites
- couscous bio cuit
- ¼ de citron (jus)

- ½ CS huile d'olive
- 1 échalote ou 1 oignon
- quelques brins de persil ou quelques feuilles de menthe
- 2 CS de lait de coco (facultatif)
- sel et poivre

Faire cuire le filet de flétan au four avec le jus de citron et 1 filet d'huile d'olive (facultatif), saler et poivrer. Quand le filet est cuit, réserver. Faire revenir dans une poêle l'échalote ou l'oignon avec les haricots verts, les brocolis, les courgettes et les graines de couscous. Saler et poivrer. Ajouter le filet de flétan et les 2 CS de lait de coco. Saupoudrer de persil ou de menthe. Laisser chauffer et disposer harmonieusement dans chaque assiette.

Entrée : Avocat au surimi

- ½ avocat par personne
- 3 bâtonnets de surimi
- ¼ de citron non traité (jus)
- 1 cc sauce Nuoc Man
- ciboulette ou persil

Dans une coupelle ou une assiette individuelle, découper ½ avocat en lamelles et les 3 bâtonnets de surimi en petits morceaux. Préparer à part la sauce citron, Nuoc Man et ciboulette ou persil. Verser sur le surimi et l'avocat.

Dessert : Pomme parfumée ou Farandole de fruits « Maison »

- Pommes parfumées à la cannelle ou
- Farandole de fruits frais ou cuits

NB : vos invités prendront « en plus » pain et fromage si nécessaire...

Repas « Tradition »
Poisson aux légumes bicolores

Cuisson : micro-ondes

- 1 ou 2 filets de poisson (maquereau, flétan, sole, lieu...)
- 3 CS de purée de brocolis surgelée
- 3 CS de purée de céleri surgelée
- 1 pincée de gingembre, 1 pincée de noix de muscade
- ciboulette ou persil
- sel et poivre
- 1 CS huile d'olive/colza
- 2 CS de germe de blé

Mettre le poisson dans un plat allant au micro-ondes avec la purée de brocolis et la purée de céleri. Saler et poivrer. Saupoudrer les légumes d'une pincée de gingembre, de muscade et de ciboulette ou de persil. Couvrir d'un film spécial micro-ondes. Cuire le temps normal prévu par le four. Lorsque la cuisson est terminée, ajouter 1 CS d'huile d'olive/colza et 2 CS de germe de blé avant de déguster.

Repas « Tradition »
Méli-mélo de salades au surimi

- feuilles de salade « feuilles de chêne », feuilles de laitue ou de scarole, feuilles de frisée
- 1 petite boîte de pousses de soja sans OGM
- quelques fines rondelles de carotte crue
- 1 fenouil cru
- navets nouveaux crus
- 5 à 7 bâtonnets de surimi
- 2 CS de germe de blé **ou** 1 CS de pois chiche **ou** 1 CS d'épeautre
- 1 CS d'huile d'olive
- Sauce : ½ citron + ½ CS de vinaigre de vin ou de framboise
- Sel, poivre
- 1 échalote (facultatif)

Préparer les feuilles des salades. Découper les carottes en rondelles, le fenouil et les navets en petits dés ainsi que les bâtonnets de surimi. Pour la sauce de la salade, verser dans le saladier 1 CS d'huile d'olive, le jus du ½ citron (à presser) et le vinaigre. Saler et poivrer. Couper finement l'échalote à intégrer dans la sauce, mélanger. Ajouter les feuilles de salade, le surimi et mélanger. Ajuster l'assaisonnement à votre goût.

Repas « Exotisme »
Tajine de poulet safrané (6 personnes)

Cuisson : plat à tajine ou cocotte

- 1 kg de blancs de poulet coupés en gros dés
- 1 grosse pincée de safran
- 1 cc de gingembre
- sel, poivre et eau
- 1 oignon ou 1 échalote

- 6 fonds d'artichaut (en boîte ou surgelés)
- petits pois (130 g)
- 1 citron : ½ en jus + ½ à couper en quartiers
- persil
- 6 feuilles de menthe

Mettre les morceaux de viande dans une cocotte ou un plat à tajine. Ajouter les épices : gingembre, safran, sel, poivre, oignon – ou échalote – émincé et 3 feuilles de menthe. Remplir d'eau jusqu'au ¾ de la viande avec la moitié du citron en jus. Surveiller le niveau d'eau au cours de la cuisson et rajouter de temps à autre si nécessaire. Même si la sauce réduit, le plat ne doit jamais être « à sec ». Puis ajouter les petits pois et les fonds d'artichaut coupés en 4. Laisser mijoter 15 mn. Servir chaud, décoré avec l'autre moitié du citron (avec la peau) et du persil frais ou surgelé et les 3 feuilles de menthe.

NB : le plat de tajine cuit en douceur au four traditionnel. Il est également possible de mijoter cette recette en cocotte.

Dix astuces pour le plaisir au quotidien

Astuce 1 : Composez votre palette de peintre « gustatif »

Les couleurs réchauffent le cœur, donnent de l'énergie, stimulent ou apaisent. Pourquoi ne pas introduire dans votre alimentation les couleurs (attracteurs visuels) pour vous réjouir à l'avance des saveurs, jouer avec leurs tonalités et devenir un peintre « gustatif » ?

Le rouge

Symbole de vitalité, du feu, de l'incandescence, il évoque l'embrasement d'un coucher de soleil, les pétales rouges veloutés des roses d'amour, les bûches rougeoyantes dans la cheminée.

Si vous avez envie d'inviter la *vivacité* à votre table, vous pouvez jouer sur toute la gamme des rouges, du rouge rosé au rouge violet avec la tomate (pâtes à la sauce de tomates fraîches), le poivron rouge, l'oignon rouge, la betterave, le piment d'Espelette, la viande rouge, le thon, le raisin, la grenade, la cerise, la pomme, la framboise ou la fraise qui, selon la légende stimulerait les élans amoureux. Sans doute à cause de sa forme de cœur...

Le jaune et l'orangé

Symbole de lumière, de prospérité, de dynamisme et de chaleur, il évoque le rayonnement du soleil, l'éclat de l'or, la merveille des champs de blé à l'apogée de l'été.

Si vous avez envie d'inviter la *bonne humeur* à votre table, vous pouvez jouer sur toute la gamme des jaunes jusqu'à l'orangé avec le maïs, la pomme de terre, le poivron doré, la carotte, la citrouille, le safran, le curry, le jaune de l'huile d'olive, l'œuf, le saumon, la banane, le melon, le citron, la mangue, le pamplemousse appelé joliment *citrus paradisi.*

Le vert

Symbole de lumière jeunesse, d'espoir et de régénération, il évoque le monde végétal, la vie, la chance par le trèfle à quatre feuilles (aussi la malchance dans les milieux du spectacle) et la fraîcheur paisible de l'ombre d'un arbre.

Si vous avez envie d'inviter la *fraîcheur* à votre table, vous pouvez jouer sur toute la gamme des verts, le vert jaune, le vert brun, le vert gris, le vert bleuté avec les olives vertes, les citrons verts, les haricots verts, les petits pois, les pois gourmands, les brocolis, les épinards, les artichauts, les choux, les choux de Bruxelles, les fines herbes, les salades, le cresson, le persil, le basilic, le thé vert, la menthe dont la légende dit qu'elle rend amoureux.

Le bleu et le violet

Symbole de sérénité et d'apaisement, il évoque l'azur du ciel d'été, le calme de la mer et la pureté du saphir.

Si vous avez envie d'inviter un *anti-stress* à votre table, vous pouvez jouer sur toute la gamme des bleus jusqu'au violet avec les aubergines, le chou rouge (qui est plutôt violet), les quetsches, les pruneaux, les myrtilles, les mûres, le raisin bleuté... et bien sûr – sans abus – le vin !

Le brun

Symbole de naturel et de puissance liée à la terre, il évoque la douceur des châtaignes grillées à l'automne, les reflets du caramel et la richesse des bruns rouges dans les tableaux de Rembrandt.

Si vous avez envie d'inviter le *roboratif* à votre table, vous pouvez jouer sur toute la gamme du brun clair au brun foncé, les haricots blancs (cuits ils sont beiges bruns), les pois chiches, le riz complet, les pâtes et la semoule non raffinées, les champignons, les lentilles, la cannelle, la muscade, la poudre de caroube, le cacao et les gousses de vanille.

Le blanc

Symbole de pureté et de transparence, il évoque la lumière de l'aube et l'irisé de la nacre.

Si vous avez envie d'inviter *la légèreté et l'insouciance* à votre table, vous pouvez jouer sur toute la gamme des blancs, du blanc jaune au blanc gris ou bleuté avec le tofu, le soja (sans OGM), les champignons de Paris, le poisson blanc, la viande blanche, le lait de coco, le lait de soja, de riz, d'avoine ou d'amande.

Une récente étude du CNRS mentionne que la teinte des aliments peut influer sur le comportement alimentaire. Par exemple, en consommant des produits verts ou jaunes, on a une sensation de satiété plus grande que lorsque l'on a mangé des aliments rouges ou violets. Vive les melons, les citrons, les poivrons, la salade, les brocolis et les haricots verts !

Même l'hiver, il est possible d'apporter les couleurs d'été dans son assiette. Pour composer vos menus, laissez-vous inspirer comme si vous disposiez de la palette du peintre coloriste qui sommeille en vous. Exemple de plats :

- coupe de fruits *jaune, bleu, blanc* avec mangue, pruneaux et litches
- coupe de fruits *rose, vert, orangé* avec pamplemousse rose, kiwi et mandarine et feuilles de menthe
- coupe de fruits *rouge, rose et blanc* avec fraises, framboises et pomme
- un plat de légumes *rouge, vert, blanc* et riz complet au lait de coco avec tomates cuites, épinards et soja
- un plat de légumes *beige, violet, vert* et pâtes complètes avec aubergines et courgettes

À vous d'inventer bien d'autres compositions avec l'inspiration du moment.

Astuce 2 : Aiguisez un sens majeur : le goût

Anticipez le plaisir de goûter un aliment : prenez le temps de quelques minutes pour vous réjouir de son *aspect*. C'est bien son aspect qui vous attire sur l'étalage du boulanger ? Par exemple : le pain au levain à la croûte épaisse. Réjouissez-vous de son odeur et du bruit des tranches de pain coupées sur la planche de bois. Entraînez-vous à décrire son *odeur* (ce pain au levain sent le charbon de bois de la cuisson au four, ça me rappelle quand j'allais chercher le pain chez le boulanger du village, j'y associe beaucoup de joie et d'insouciance), son *toucher* (rugueux, lisse, moelleux, tiède) et son *goût* subtil (salé avec une pointe d'acidité). Tous ces facteurs contribuent à aiguiser le goût. Après dégustation, vous pouvez évaluer votre degré de satisfaction (de 1 à 10 par exemple). Renouvelez l'expérience avec une autre sorte de pain, avec du chocolat, avec du fromage, des fruits.

Amusez-vous à faire cet exercice sur un mode ludique comme les enfants le font en jeu avec un objet « comme s'ils le découvraient pour la première fois ». Expérimentez-le en famille ou avec des amis s'ils ont l'esprit joueur ! C'est ainsi que tous les jurys d'amateurs de vin, de fromage ou de chocolat pratiquent : ils évaluent le produit en détaillant l'aspect, le toucher, l'odeur, le goût, la sensation en bouche. Et ils dégustent vraiment.

Vous mangerez plus lentement en dégustant. C'est tout bénéfice pour le goût et pour la ligne. Au bout de 20 mn seulement, votre cerveau enregistre le signal lui indiquant que vous n'avez plus faim. Donc plus vous mangez vite (en moins de 20 mn), moins vous sentez que vous êtes rassasié et plus vous avez de chance de surconsommer ! Attachez-vous à sentir la différence de sensations gustatives quand vous avez encore faim ou quand vous arrivez à satiété. Vous constaterez que les aliments n'ont pas le même goût. Exercez-vous à sentir les signaux qu'envoie votre corps. Comme vous le savez, c'est en vous réconciliant avec lui que vous parviendrez à un résultat durable. Si vous pratiquez encore et encore, vous réussirez à intégrer rapidement ce mode de fonctionnement à votre vie et à vous concentrer davantage sur les aliments, ce qui augmentera votre plaisir, diminuera votre stress concernant la nourriture et inscrira votre processus d'amincissement dans la durée.

Astuce 3 : Choisissez de beaux sets de table en changeant de couleurs toutes les semaines, la semaine bleue, rouge, or et verte

Si vous avez des enfants, choisissez des sets de table qui vous plaisent tout en étant solides et pratiques (ce qui ne veut pas dire laids !) ou des ronds de serviettes aux couleurs chatoyantes.

Astuce 4 : Allumez une à deux bougies sur la table

afin que la lumière soit présente à vos repas. Elle est moins agressive que les lumières électriques et ajoute une touche intimiste.

Astuce 5 : Invitez la beauté à votre table avec des accessoires signés par des designers italiens ou danois

Ils savent mélanger les matières en utilisant l'acier mat, le bois et le verre, ce qui donne une touche d'originalité et d'élégance aux repas quotidiens. Vous pouvez commencer avec de petits accessoires : une salière, une petite cuillère pour la moutarde, un couteau à beurre ou un soliflore. Si vous êtes plus classique, allez chiner dans les brocantes à la recherche de petits objets, en argent ou en porcelaine, au charme ancien.

Astuce 6 : Offrez-vous deux ou trois dessus de nappe à l'inspiration d'automne, de printemps ou d'été

Ils égayent agréablement votre table. De taille plus réduite, les dessus de nappe sont plus faciles à laver et à repasser que la nappe elle-même.

Astuce 7 : Posez sur votre table (ou plateau repas) un vase avec une fleur fraîche ou un bouquet

C'est peu coûteux et cela met de la fraîcheur et de la gaîté dans vos repas.

Astuce 8 : Un soir, tamisez une lumière avec un tissu coloré

Cela donnera une atmosphère plus feutrée au dîner. Changer de couleur de temps à autre pour donner une tonalité différente à vos soirées. Rappelez-vous de l'impact des couleurs sur l'humeur !

Astuce 9 : Créez une ambiance en faisant brûler un bâtonnet d'encens ou une senteur de Provence dans un brûle-parfum (dans une autre pièce)

Selon la senteur choisie et toujours discrète, vous évoquerez les souvenirs d'un dîner en bord de mer, d'une soirée dans les pinèdes ou d'un repas près du mimosa ou du jasmin.

Astuce 10 : Servez vos aliments dans une assiette bien présentée

Même seul(e), ne mangez pas triste. Et surtout ne mangez pas directement dans le plat ou dans la casserole ! Vous méritez mieux et dites-vous : « C'est parce que je le vaux bien ! »

Chapitre 9.

À propos des vitamines et des oligo-éléments

« Le bonheur est une petite chose que l'on grignote, assis par terre, au soleil. »
Jean Giraudoux

Macro-éléments, micro-éléments ou oligo-éléments, vitamines, ça sert à quoi tout ça ? Quelques mots pour vous éclairer...

Les macro-éléments (calcium, magnésium, phosphore et soufre) sont en quantité assez importante dans l'organisme. Leur apport et leur action peuvent être renforcés naturellement en privilégiant certains aliments indiqués au tableau I (p. 176).

Les micro-éléments ou oligo-éléments (du grec oligos = petit, en très petite quantité dans l'organisme) sont des métaux ou métalloïdes essentiels à la vie, de source alimentaire ou en complément alimentaire. Ils favorisent les phénomènes d'autodéfense de l'organisme face aux infections ainsi que les phénomènes vitaux indispensables à son bon fonctionnement (tableau 2, p. 177).

Quant aux vitamines, elles battent tous les records de popularité. Est-ce grâce à leur nom dont la racine latine *vita* signifie vie ? Elles sont associées aux notions de vitalité, bonne santé, forme éblouissante, jeunesse. Elles ont en effet une action puissante puisqu'elles fournissent de l'énergie et participent à la croissance cellulaire et au fonctionnement des organes (tableau 3, p. 179). Pour éviter carence ou surdosage, vous pouvez demander un bilan à votre médecin traitant.

Comme disait ma grand-mère...

À propos du calcium

Qui n'a pas déjà entendu dire par sa grand-mère ou sa grand-tante : « Mange des laitages, c'est du calcium, c'est bon pour les os ! ». C'est vrai, le calcium est bon pour les os. Sauf qu'il n'y a aucune obligation à se bâfrer de laitages, difficilement assimilables par l'organisme, alors que :

- 100 g de sardine ou d'amandes contiennent exactement la même quantité de calcium qu'une portion (25 g) d'emmenthal, de gruyère, de reblochon, de gouda ou ¼ de litre de lait demi-écrémé (environ 200 à 300 mg de calcium),
- 100 g de cresson, de brocoli ou de figue contiennent exactement la même quantité qu'un pot de yaourt, de fromage blanc ou de petit suisse (environ 100 à 150 mg de calcium).

Sans oublier les eaux minérales plates ou gazeuses dont la teneur en calcium, magnésium, phosphore et soufre, indiquée sur l'étiquette, n'est pas négligeable. Le besoin d'un adulte est d'environ 800 mg à 1 g par jour selon l'âge.

À propos du magnésium

Qui n'a pas déjà entendu dire : « Mange du chocolat, c'est bourré de magnésium, ça déstresse ! ». C'est vrai, le magnésium apaise et le chocolat en contient. Sauf qu'il n'y a aucune raison de se bâfrer de chocolat (dont la consommation peut être diminuée pour ne garder que le plaisir de la dégustation), alors que :

- 100 g de soja (non OGM) ou 200 g de haricots blancs contiennent exactement la même quantité de magnésium que 100 g de cacao en poudre (environ 300 à 400 mg de magnésium),
- 100 g de pain complet (au petit déjeuner) + 100 g d'épinards (au déjeuner) + 1 litre d'eau plate fortement dosée en magnésium (110 mg par litre) sont équivalents en magnésium à 100 g de cacao.

Le besoin d'un adulte est d'environ 500 mg par jour selon l'âge.

Tableau 1 : Les macro-éléments		
Macro-élément	**À quoi sert-il ?**	**Où le trouver ?**
Calcium	Action sur les muscles, les os, le système nerveux et la coagulation sanguine. Si carence, contractures musculaires	*Eaux* riches en calcium, fromage (parmesan, cantal), cacao, chocolat noir à 70 %, farines complètes, flocons d'avoine, champignons, endives et *légumes verts* (épinards, *brocolis,* cresson, haricots verts, haricots blancs, persil, poireaux), fruits secs (*amandes*, dattes, *figues,* noisettes), œufs, poissons (crevettes, *sardines*, saumon), pain complet
Magnésium	Action neuro-sédative, anti-stress Si carence, spasmophilie, anxiété	Agrumes, *bananes*, *pain complet,* céréales complètes, *cacao*, chocolat, crustacés, *poissons gras*, figues, fruits secs (amandes, *noisettes*, noix), légumes (*épinards*, haricots blancs, haricots verts, maïs, soja)
Phosphore	Action sur les transferts d'énergie nécessaires au bon fonctionnement de l'organisme. Action dans les structures des membranes des cellules et dans la croissance de l'os et des dents	*Bananes*, céréales complètes, laitages, levure de bière, cacao, légumes verts et à feuilles (*carottes*, céleri, champignons, chou, persil, soja), légumes secs (haricots, *lentilles*), fruits secs (amandes, dattes, figues, noix, *noisettes*), œuf, poissons, pommes de terre, *volaille*
Soufre	Action sur voies respiratoires, peau, poils, ongles, foie, articulations et rôle anti-infectieux	Jaune d'œuf, viandes, poissons, *fruits de mer*, ail, oignon, *brocolis*, chou, haricots secs

Tableau 2 : les oligo-éléments

Oligo-éléments	À quoi sert-il ?	Où le trouver ?
Chrome	Action sur le métabolisme des glucides et des lipides	Céréales complètes, levure de bière, germe de blé, foie, rognon, betteraves, champignons, fruits de mer, noix, poivre, thym, thé noir
Cobalt	Action sur les spasmes : système artériel, hypertension, facteur nerveux, angoisse. Sa carence produit l'anémie entraînant fatigue et troubles nerveux	Viande, lait, crustacés
Cuivre	Action antiallergique, anti-infectieuse et anti-inflammatoire contre les rhumatismes. Renforce des défenses de l'organisme (anticorps) et protège contre les bactéries et les virus (actif sur la fièvre)	Foie (de veau, de mouton), moules, crustacés (homard, huîtres, coquilles Saint-Jacques), soja, thé, amandes, avocats, céréales complètes, champignons, fruits secs, légumes verts
Fer	Action vitale pour le transport de l'oxygène. Si carences importantes, fatigue, anémie	Boudin, viandes rouges, foie, coquillages (huîtres, moules), céréales complètes, chou, lentilles, pois chiches, pommes de terre, épinards, persil, poireaux
Fluor	Action sur les caries dentaires chez les jeunes enfants	Végétaux, thé, poissons de mer, céréales complètes, carottes, chou, épinards, radis, salade, bière
Iode	Action sur la thyroïde	Produits de la mer, ail, oignon, cresson, fraises, pruneaux, betteraves, carottes, navets, poireaux
Lithium	Action sur les troubles nerveux (anxiété, dépression, insomnie, hyperémotivité). Régule le système nerveux et l'humeur	Présent en petites quantités dans les céréales complètes, salade, légumes verts, viandes et poissons

Oligo-éléments	**À quoi sert-il ?**	**Où le trouver ?**
Manganèse	Action anti-allergique et sur les affections arthritiques	Source essentiellement végétale : céréales complètes, oléagineux (amandes, noisettes), germe de blé, clou de girofle, thym, gingembre, légumes (carottes, betteraves, soja), café, thé
Nickel	Action sur la régulation endocrinienne	Source essentiellement végétale : avoine, riz, betteraves, épinards, lentilles, persil, soja, noisettes, cacao, café, thé
Sélénium	Action anti-oxydante, il prévient le vieillissement. Neutralise les toxines et renforce le système immunitaire	Source animale (oie, rognons, hareng, thon, huîtres, œuf) et végétale (céréales complètes, germe de blé, levure de bière, ail, brocolis, carottes, champignons)
Silicium	Action protectrice contre le vieillissement de l'organisme et sur la reconstitution des tissus osseux et cutanés	Céréales complètes, agrumes, son, légumes (champignons, radis), olives, prêle
Zinc	Action sur les troubles nerveux, la croissance, le système respiratoire, endocrinien, l'immunité et la libido	Fruits de mer, poissons, coquillages, foie, jaune d'œuf, céréales et pain complets, brocolis, champignons, épinards, noix, amandes, germe de blé

Tableau 3 : les vitamines

Elles sont au nombre de 13, classées par ordre alphabétique, liste à laquelle peut s'ajouter le bêta-carotène, précurseur de la vitamine A.

Vitamine	À quoi sert-elle ?	Où la trouver ?
Vitamine A Rétinol	Action sur la vision, la peau (vieillissement cutané, crevasses, engelures) et les muqueuses. Stimule le système immunitaire. À éviter pour les femmes enceintes (risque de malformation fœtale)	Foie (lapin, veau, bœuf), huile de foie de morue, beurre, carottes crues, épinards
Bêta-carotène Provitamine A	Action protectrice sur la peau : contre pollution, vieillissement, soleil	Poivron rouge, carottes, épinards, persil, mâche, laitue, pastèque, fruits jaune-oranger (mangue, melon, papaye, abricots secs)
Vitamine B1 Thiamine	Action sur la production d'énergie en utilisant les glucides (sucres) de l'alimentation. Favorise le fonctionnement neuromusculaire. Utile aux sportifs, femmes enceintes, personnes âgées, aux personnes alcooliques, personnes en processus d'amincissement. Améliore la mémoire	Levure de bière, germe de blé, poissons, viandes (porc, volaille), céréales et pain complets, fèves, pois, bananes, soja
Vitamine B2 Riboflavine	Action sur l'énergie et la santé de la peau (eczéma, séborrhée), des ongles et des cheveux. Utile aux personnes en processus d'amincissement	Levure de bière, foie de volaille, poissons gras (sardines, maquereaux), fromage de chèvre, lait, amandes, pruneaux, avocats, brocolis, lentilles

Vitamine	À quoi sert-elle ?	Où la trouver ?
Vitamine B3 Niacine ou vitamine PP	Action bénéfique sur la baisse du taux de cholestérol LDL (mauvais cholestérol). Effet favorable sur l'humeur (anxiété, état dépressif)	Levure, foie de volailles, viandes blanches, huîtres, saumon frais, lentilles, pommes de terre, riz complet, avocats, champignons, dattes, miel
Vitamine B5 Acide pantothénique	Action sur la croissance des tissus et sur le système nerveux (anti-stress). Utile contre la chute des cheveux (avec la vitamine B8)	Levure, foie de volaille, poissons, lait, beurre, riz, lentilles, haricots secs, céréales et pain complets, figues sèches, gelée royale, légumes verts, champignons, lentilles
Vitamine B6 Pyridoxine	Action sur la prévention des maladies cardio-vasculaires, sur le système immunitaire, le stress et l'état dépressif	Levure, germe de blé, foie de volaille, viande de bœuf, poissons gras, avocats, épinards, pommes de terre, chou-fleur, lentilles, soja, bananes, miel
Vitamine B8 Biotine	Action de protection de la peau (desquamation), des cheveux et des ongles	Levure, foie (mouton, veau), œuf, yaourt, huîtres, avocats, bananes, fraises, oranges, pommes
Vitamine B9 Acide folique	Action sur la prévention des maladies cardio-vasculaires et sur la perte de mémoire immédiate et sur la dépression. Renforce le système immunitaire	Salade (cresson, mâche, laitue), levure, foie (poulet, veau), poulet, épinards, haricots verts, tomates, brocolis, bananes
Vitamine B12 Cobalamine	Action bénéfique sur le système nerveux et la prévention des infarctus. Anti-stress et anti-fatigue	Foie (bœuf, veau), huîtres, poissons gras (maquereaux, sardines), fruits frais, jaune d'œuf

Vitamine	À quoi sert-elle ?	Où la trouver ?
Vitamine C Acide ascorbique	Action anti-oxydante (protège des radicaux libres). Stimule la synthèse du collagène et combat les virus et bactéries. Conseillée aux fumeurs et aux habitants des grandes villes. Ne pas associer vitamine C avec du fer médicamenteux (production de radicaux libres). Eviter avec les anticoagulants	Cassis, choux, agrumes, fraises, kiwis, persil, pommes de terre, tomates, châtaignes, avocats, miel
Vitamine D Calciférol	Action sur la croissance et la santé des dents et des os en favorisant la fixation du calcium. Améliore la résistance aux infections	Huile de foie de morue, poissons gras (sardine, thon, saumon), jaune d'œuf, lait, beurre, fromage (brie), foie, céréales. NB : la lumière solaire procure à l'organisme la vitamine D
Vitamine E tocophérol	Action contre le vieillissement. Associée aux vitamines À et C, protège des radicaux libres. Améliore le tonus et l'immunité	Germe de blé, oléagineux (amandes, noisettes), huile d'olive, de colza, de foie de morue, de noix, de tournesol, margarine
Vitamine K Phylloquinone/ ménaquinones	Action sur la coagulation sanguine (antihémorragique). Favorise la fixation du calcium sur les os (en association avec la vitamine D pour l'ostéoporose)	Choux, choucroute, choux de Bruxelles, persil, épinards, brocolis, salade (laitue), foie, pommes de terre, carottes, huile de soja

Quelques conseils pour protéger les vitamines :

- Privilégier les légumes frais à consommer au jour le jour : stockage et exposition à la lumière... et les vitamines s'envolent !

- Consommer des légumes surgelés au naturel (non préparés).
- Manger de préférence les fruits avec la peau après les avoir lavés.
- Préférer la cuisson vapeur à la cuisson à l'eau (beaucoup de vitamines restent dans l'eau de cuisson).
- Faire cuire viande et poisson au gril, au four, plutôt qu'au bouilli ou qu'au court-bouillon.
- Éviter de réchauffer trop souvent les restes car ils s'appauvrissent en vitamines à chaque cuisson.

Livres de référence :

Oligo-éléments et oligo-thérapie, Dr Claude Binet, éditions Dangles.

Guide des vitamines et des oligo-éléments, Dr Serge Ragal, éditions Marabout.

Vitaminez votre vie, Dr Michel Roussel, éditions Alpen.

Chapitre 10.

Idées reçues : au placard !

« Il faut toujours se réserver le droit de rire le lendemain de ses idées de la veille. »
Napoléon Bonaparte

Léger, light, superlight : le chant des sirènes

Comment se fait-il qu'aux États-Unis, pays grand consommateur de produits allégés, l'obésité ne cesse de croître et devient une préoccupation nationale ? De la même façon, la France, comme beaucoup de pays européens, en consomme de plus en plus, tout en voyant le nombre de personnes en surpoids augmenter. Les produits allégés seraient-ils mensongers ?

Léger, light, superlight, comme ces mots sont agréables à l'oreille pour toute personne en quête de minceur. Aussi séduisants que le chant des sirènes, ils ont un effet tout aussi pervers : ils induisent en erreur et mènent à l'illusion.

L'erreur, c'est de les associer à minceur, sveltesse, forme, « bon pour la santé ». L'illusion, c'est de croire que ces produits sont une garantie pour perdre du poids.

Pourquoi ces produits ne remplissent-ils pas leur promesse ?

• Ils incitent à manger plus en donnant bonne conscience : « Un produit light, ça ne fait pas grossir », comme si l'apport calorique était nul ! Dans les régimes, l'aliment light est autorisé et le consommateur déculpabilisé : « J'en mange autant que je veux »... et en plus grande quantité qu'un aliment classique assimilé à « grossissant ». Et pourtant, savez-vous que :

1 yaourt nature (pot de 125 g) = 60 à 80 calories et 1 yaourt 0 % aux fruits (pot de 125 g) = 60 à 80 calories

1 biscuit diététique au sésame (10 g) = 52 calories et 2 biscuits à la cuillère (2 x 5 g) = 38 calories

1 noisette de beurre demi-sel (8 g) = 37 calories et 1 noisette de beurre allégé (8 g) = 32 calories.[1]

Bien que la valeur calorique des aliments ne soit pas le seul critère de choix pour évaluer la quantité à consommer, elle mérite d'être prise en compte dans le cadre d'un processus Minceur, non pas pour interdire des aliments très caloriques, seulement pour les consommer en petite quantité.

• Ils ralentissent les modifications des habitudes alimentaires puisqu'ils perpétuent l'habitude du grignotage : un ou deux yaourts ou fromage blanc à 0 % à 10h, un biscuit diététique ou une barre chocolatée vers 16h ou avant le dîner, etc.

1. Source : *Table des calories*, Dr P. Dorosz, éditions Maloine.

• *« Allégés ici, enrichis là ! »*, tel pourrait être le slogan des aliments light. Pour que le goût et la satisfaction d'un aliment light (texture, volume, couleur, odeur) soient quasi identiques au même aliment version classique, des ingrédients viennent enrichir sa formule : par exemple, le chocolat à taux de glucides réduit, sucré avec des polyols, est enrichi de fibres et de graisses, ce qui donne une valeur calorique équivalente au chocolat normal.

Pour certains produits light, ce qui est économisé en sucre est compensé en graisse « cachée ». Pour d'autres, ce qui est économisé en graisse est compensé en sucre : par exemple, le fromage blanc – y compris à 0 % – contient un taux non négligeable de glucides, susceptible de relancer inutilement la production d'insuline et de ralentir ainsi l'élimination des graisses.

• Les boissons light par exemple, ainsi que tous les produits light à base d'édulcorant, tout en continuant d'encourager le goût sucré, stimule le besoin de sucre et une compensation en graisse. Pour les enfants, les adolescents et les « accros » du soda, il serait bon de prévoir une désaccoutumance progressive au goût très sucré en alternant, un repas sur deux, soda light et eau minérale et réserver à terme le soda light aux moments d'exception et de fête.

• Dans la législation française, seuls les produits « allégés » bénéficient pour l'instant d'une définition juridique : un beurre allégé de 25 % de matières grasses pourra porter la mention « allégé » à partir du moment où il existe un produit de référence comparable qui titre 25 % de matières grasses en plus que le produit estampillé « allégé ». Idem pour la crème fraîche, les chips, etc. Tous les autres produits se qualifient de : léger, light, ligne, basses calories... Sachez lire les étiquettes pour comparer ce qui est comparable ![1]

1. Source : Revue *Alternative santé*, mai 2003.

Bons glucides ou mauvais glucides ?

Le terme *glucides* vient du grec *glukus* qui veut dire doux. Je vous laisse deviner pourquoi – analogiquement et inconsciemment – nous avons tendance à nous précipiter sur les aliments sucrés lorsque nous avons besoin de douceur, de consolation ou de récompense. De plus, des recherches scientifiques en cours tendraient à prouver que le goût pour la saveur sucrée est inné quelle que soit la culture ! C'est pourquoi il est important de choisir en connaissance de cause les sources de sucre bénéfiques à l'organisme et à la minceur.

Pendant quelques années, les régimes ont proscrit les sucres (glucides), même non raffinés (produits complets) : pas de pâtes, pommes de terre ou riz, ni de chocolat. Puis, les glucides ont été partagés en deux catégories : les sucres rapides (à éviter) et sucres lents (à préférer). Cette dernière classification n'était pas fausse mais incomplète. Depuis, les scientifiques se sont aperçus qu'un facteur était encore plus important : *l'index glycémique* (IG)[1] des aliments. Comment joue-t-il sur l'organisme ?

Le glucose peut être considéré comme le carburant de nos cellules dont le cerveau et les muscles ont besoin pour se nourrir. La glycémie est la concentration du glucose dans le sang. Son taux doit être stable : même s'il fait un « pic » après l'absorption d'un aliment (le pic est plus ou moins haut selon l'indice glycémique de l'aliment), il retrouve sa stabilité grâce à l'insuline fabriquée par le pancréas. Plus l'IG est élevé (supérieur à 50), plus les sucres pénètrent rapidement dans le sang, plus le pancréas s'épuise à fabriquer de l'insuline pour abaisser le taux de glycémie. Dans ce cas, il fait du « zèle » et abaisse la glycémie au-dessous de son taux d'équilibre en générant un manque de sucre. Et le corps doit rapidement se réapprovisionner en glucides. Ce qui explique que le sucre appelle le sucre. Dès que vous venez de

1. L'index glycémique est issu des recherches du Pr Crapo sur le diabète. Il a été mis au point aux États-Unis en 1976.

manger deux ou trois bonbons ou une barre chocolatée ou quelques biscuits, vous avez encore envie d'aliments sucrés. Et le cercle vicieux recommence : le pancréas s'épuise à nouveau à fabriquer de l'insuline pour abaisser le taux de glycémie. Il faut savoir que la production accrue d'insuline ralentit considérablement le phénomène de déstockage des graisses (brûle graisses).

En outre, quand le corps a emmagasiné la quantité de glucose nécessaire au bon fonctionnement général, il transforme le surplus de sucre en graisse et le stocke notamment sur les hanches, les fesses et le ventre. Autre expérience que vous avez peut être vécue par rapport au sucre : quand l'organisme est privé de sucre (par exemple dans le cadre d'un régime hyperprotéiné strict ou d'un programme alimentaire où les glucides – y compris les sucres lents – sont bannis : pas de pâtes, riz ou de pain complets), le cerveau manque de glucose – son carburant exclusif –, il déclenche immédiatement quelques signaux d'alarme : manque de concentration, nervosité, mauvaise humeur, faiblesse physique. Le message parvient au corps : « Du sucre de toute urgence ! ». Ce qui explique que, après un régime hyperprotéiné, lorsque vous réintégrez les glucides, ils sont partiellement et rapidement stockés au niveau du corps (peur du manque) : vous reprenez plus de kilos que vous n'en avez perdus (effet yoyo) !

Les aliments à IG élevé sont notamment tous les produits à base de sucre blanc (viennoiseries, confiseries, pâtisseries) et tous les glucides raffinés (farine blanche, pain blanc, pâtes et riz raffinés), ainsi que les fécules de pommes de terre ou de maïs entrant dans la composition de nombreux plats « prêts à consommer » (les soupes minute, les purées en flocons, etc.). Le tableau ci-dessous vous aidera à repérer précisément les aliments à IG bas (< 50) et les aliments à IG élevé (> 50) et à choisir de privilégier les premiers plutôt que les seconds qui peuvent être consommés plus exceptionnellement et en quantité plus réduite.

IG Indice glycémique (IG) bas < 50		IG Indice glycémique (IG) élevé > 50	
10	Légumes verts, jus de légumes, soja, champignons	60	Banane, melon, ananas, pâtes blanches, riz blanc, riz instantané, couscous, pommes de terre cuites dans sa peau, farine blanche
20-30	Oléagineux (amande, noisette, noix), fruits frais, chocolat (+ 70 % de cacao), carottes *crues,* lentilles, légumineuses (pois chiches, haricots secs, pois), abricots secs, confiture (sans sucre)	70-90	Corn-flakes, pop-corn, muesli sucré, croissant, carottes *cuites*, purées, chocolat au lait, confiture (avec sucre), pain d'épice
40	Jus de fruit frais sans sucre, muesli sans sucre, orange, quinoa, pain complet	90-110	Pommes de terre sautées, pommes de terre frites, jus de fruit sucré, miel, soda, bière
50	Riz complet, pâtes complètes, maïs, petits pois, haricots rouges		

Barres ou sachets hyperprotéinés, quel risque ?

Ils sont très attirants car la perte de poids est spectaculaire. Pour être honnête sur les résultats, leur slogan pourrait être : « Kilos vite envolés, kilos vite retrouvés ». Comme vous le savez la réussite d'un processus Minceur n'est pas seulement la perte de poids mais la pérennisation du résultat. C'est pourquoi, seule, une démarche diététique ne fonctionne pas sur le moyen et long terme. C'est un processus bien plus complexe qui se déroule en plusieurs phases – le déclic minceur, la motivation et la navigation Minceur – faisant appel à des facteurs psychologiques qui facilitent la mise en place de nouveaux schémas cognitifs et de nouveaux comportements relatifs à l'alimentation, au relationnel et à l'estime de soi (voir le schéma Résumé de la méthode en fin de livre).

Outre la reprise des kilos perdus, les produits hyperprotéinés sont source d'autres risques :

- Ils peuvent entraîner des carences (en glucides, en lipides et vitamines). Ainsi ils sont souvent soumis à surveillance médicale et limités dans le temps.
- Ils empêchent la réconciliation avec la nourriture qui, réduite à l'état de poudre au goût chimique, devient quasiment virtuelle.
- Ils coupent du plaisir de goûter les « vrais aliments » et d'apprécier leur texture, leur consistance, leur couleur, leur odeur, leur saveur.
- Ils éloignent l'envie de se mettre à table : ils sont vite avalés, debout entre deux activités.
- Ils favorisent justement l'habitude « d'avaler » les aliments (typique des personnes en surpoids) au lieu de prendre son temps pour le repas.
- Ils ne modifient pas le comportement alimentaire à moyen et long terme. Or le changement progressif du comportement alimentaire est un des facteurs de réussite du processus Minceur.
- D'un point de vue cognitif, ils maintiennent une logique de restriction qui entraînera à terme un sentiment d'échec et de dévalorisation lors de la reprise de poids (« J'ai encore échoué, je n'y parviendrai jamais, je suis incapable, sans volonté, etc. »).

D. ILS L'ONT FAIT, POURQUOI PAS VOUS ?

Chapitre 11.

Histoires de vie

« Qui veut changer trouvera toujours une bonne raison pour changer. »
André Maurois

Pour illustrer concrètement les chapitres précédents, je vous invite à entrer dans six histoires de vie. Les prénoms ont été changés pour préserver l'anonymat. Même si ces histoires ne sont pas les vôtres, vous pourrez y reconnaître des éléments qui vous sont familiers ou font écho en vous et qui pourront agir comme un déclic. Le premier objectif est d'initier une interactivité entre le livre et vous. Le second est de montrer comment les morceaux d'une histoire forment pour chacun et chacune une mosaïque cohérente et font surgir le sens libérateur à condition de retrouver l'événement ou les événements précis d'origine qui ont entraîné le choc émotionnel déclencheur du programme surpoids. Comme il a été mentionné dans l'introduction, l'événement d'origine se détecte en remontant la chaîne de ce que j'ai nommé les *événements-bis* précédant et réactivant la prise de poids.

Ce sont des événements souvent répétitifs qui *apparemment* sont différents de l'événement initial, mais présentent en réalité la même intensité de ressenti et la même structure sous-jacente s'ils sont « décodés » à travers la grille de lecture des 9 clés du portail Minceur. Lorsque le cerveau enregistre ce choc émotionnel en retour, comparable à l'effet d'une onde électrique, il désamorce le programme surpoids devenu inutile. Soutenu par des exercices pratiques de motivation, d'apprivoisement d'une nouvelle image de soi (chapitres 5 et 6) et par l'indication de la Boussole alimentaire pour ne pas perdre le nord (chapitre 7), l'amincissement en douceur a toutes les chances de se mettre en route. Le processus de la perte de poids englobe aussi une mise en place de nouveaux schémas cognitifs et de nouveaux comportements relatifs à l'alimentation, au relationnel et à l'estime de soi.

Dans les exemples qui suivent, certaines personnes ont déclenché l'amincissement simplement suite à un stage « Déclic Minceur » de week-end, d'autres ont pratiqué des séances individuelles, d'autres encore ont commencé par le week-end en groupe et ont souhaité quelques entretiens individuels pour se motiver et être soutenues dans leur parcours. Toutes les approches sont justes, il suffit que vous trouviez la plus adéquate et la plus confortable pour vous. N'oublions pas la notion de plaisir qui est un aspect si déterminant dans ce processus. Grâce à la densité du week end et à l'interactivité entre les participants, le groupe a un rôle très stimulant et s'annonce comme un « Déclic Minceur ». Certaines préfèrent la confidentialité du face-à-face et se sentent ainsi plus en confiance pour commencer leur démarche. Par ailleurs, quelques personnes qui étaient ou avaient été dans un autre contexte en thérapie avec des confrères ou consœurs ont apprécié de revisiter leur vie du point de vue des événements et ressentis qui ont déclenché et programmé le surpoids. C'est, pour elles, un angle différent qui élargit leur champ de vision. Les exemples mentionnés sont, bien sûr, condensés sur quelques pages pour les besoins du livre.

Pour les cas de *boulimie* qui peuvent être décodés par les 9 clés du portail Minceur (très souvent par la clé du ressenti de *l'abandon* ou de la *protection*) mais dont les structures sous-jacentes sont plus délicates, un week-end peut déclencher la motivation. Cependant une thérapie régulière est indispensable pour une amélioration notable (espacement des crises jusqu'à disparition).

Même s'il n'est pas spécifiquement développé dans les exemples, le travail sur la motivation, l'alimentation et les sensations est bien présent tout au long de l'accompagnement. Parce que nous sommes des êtres complexes, ces *Histoires de vie* mêlent une, deux ou trois clés du portail Minceur. Pour chacune de ces histoires, la clé du *stress de la silhouette* verrouillant un cadenas majeur dans le processus de la perte de poids (voir chapitre 2) a été abordée préalablement par des exercices de techniques mentales par la PNL. Avec l'objectif de débloquer les freins « cachés » liés à un démarrage de l'amincissement (« Mon mari aime les femmes plutôt rondes », « Si je mincis, j'ai peur d'être plus fragile sur le plan santé »...) et d'envisager sa nouvelle apparence (« Maintenant, tout de suite, je commence le travail ! »).

F *Lucie ou la récurrence de la pénurie*

Comme toute première séance, celle-ci commence par la motivation à mincir, l'objectif réaliste à obtenir (le poids de forme) et l'historique condensé de son histoire de vie. Quelles prises de poids significatives ? Quelle est la dernière fois ? Que se passait-il dans votre vie à cette période ?

Lucie est une femme de 45 ans, sophrologue et formatrice, équilibrée, bien dans sa tête et dans sa peau... sauf ses 14 kg en trop qui s'obstinent à envelopper ses hanches, ses cuisses, ses bras, son ventre ! Ce n'est pas faute de connaître la diététique, l'équilibre alimentaire, le respect des aliments à associer et pourtant la balance ne descend même pas de 500 gr. Désespérant, me dit-elle. Après une phase restrictive où elle a perdu 8 kg, voilà qu'elle les a repris en quatre mois. Elle en avait déjà six de trop avec lesquels elle faisait le yoyo.

Après avoir expliqué brièvement les 9 clés du Portail Minceur avec un exemple pour chaque cas, je demande à Lucie :

Thérapeute : *Que s'est-il passé dans votre vie avant et au cours de ces quatre mois ?*

Lucie : J'ai fait beaucoup d'efforts pour acquérir une clientèle.

T : *Quels efforts cela vous a-t-il demandé ?*

L : Le plus grand effort a été une grande décision : abandonner tous les petits contrats salariés mais ennuyeux que j'honorais pour me consacrer uniquement à mon activité de formatrice et sophrologue avec ouverture d'un cabinet deux jours par semaine.

T : *Qu'est-ce que cette décision a impliqué en matière de restriction ?*

L : Cela a impliqué des restrictions financières et des revenus aléatoires. Dans cette situation, j'ai renoncé à mes contrats salariés qui me « nourrissaient » et ma nouvelle activité n'était pas encore source de revenus.

T : *Avez-vous eu* ***peur du manque d'argent*** *?*

L : Oui, terriblement. Aujourd'hui encore, car je m'assume ***seule*** (je suis divorcée) : le loyer, la vie quotidienne et... la survie. Ce qui me fait tenir, c'est la passion de mon métier et le cercle des proches qui me fait confiance. J'ai la chance d'être très bien entourée.

Voilà donc au moins deux clés des déclencheurs du surpoids : la *peur de la pénurie d'argent* (et d'amour conjugal dans sa situation actuelle) et le fait d'*être forte* pour assumer *seule* une situation. Cela lui rappelle-t-il quelque chose ? Oui, elle a déjà connu des passages similaires dans sa vie. Et quand, aussi loin qu'il lui souvienne, a-t-elle grossi de façon significative ? Moment de réflexion. Tout à coup le souvenir surgit, surprenant :

L : Quand j'avais 23 ans, je suis passée de 47 kg à 52 kg (une augmentation pondérale d'environ 10 %). À cette époque, mon mari a subi une importante opération cardiaque. Il était jeune, c'était inattendu et cela m'a paru grave. Son médecin traitant et son cardiologue étaient inquiets.

T : *Qu'avez-vous ressenti à ce moment-là ?*

L : À vrai dire, j'ai craint qu'il ne perde la vie !

Lucie a vécu et ressenti à ce moment-là un choc émotionnel : la *peur de se retrouver seule, du manque d'amour conjugal.* Et inconsciemment sans doute, la *peur du manque d'argent* si le pire s'était produit, ce qui heureusement ne fut pas le cas.

Comme accompagnatrice du Déclic minceur, je sens que le choc émotionnel en retour se fait. Lucie reste silencieuse et réalise l'impact du ressenti de cet événement. D'ailleurs me dit-elle, *a contrario*, à chaque fois que je me sens comblée au niveau d'une relation amoureuse, j'ai tendance naturellement à mincir. Quelques séances se poursuivent sur toutes les émotions liées à la pénurie et au manque, notamment en retraçant l'histoire du poids avec les périodes de minceur et de reprise de poids sous la forme créative d'une bande dessinée avec couleurs, photos, images et commentaires dans les bulles humoristiques ou phrases découpées dans les magazines. L'intérêt de cet exercice est double :

- externaliser la problématique pour se la réapproprier avec un regard plus positif qu'un dialogue interne obsédant et culpabilisant,
- réinjecter une part vivante et créative dans un parcours surpoids figé, souvent considéré comme une quasi fatalité.

Du côté de l'empreinte du projet parental

En tirant le fil de la pénurie, il s'avère que ses parents, au moment de sa conception, habitaient faute de moyens chez le grand-père paternel. Plus tard, quand Lucie allait avoir dix-huit mois, ses parents sont allés s'installer dans le sud de la France pour s'associer à l'entreprise d'un beau-frère chez qui ils étaient hébergés. L'affaire a tourné au fiasco au bout d'une année, les liens se sont distendus avec ce beau-frère et, sans argent, sa mère est remontée avec Lucie sur Paris chez le grand-père. Son père est revenu quelques mois plus tard à Paris. Le programme surpoids, non manifesté petite fille, était lancé *(pénurie d'argent et en partie d'amour* par rapport à son père resté au loin quelques mois et du beau-frère qui battait froid). Il s'est déclenché une première fois à 23 ans avec l'opération de son mari où elle a ressenti un choc émotionnel de même nature, de même intensité et de même structure sous-jacente (*peur de la pénurie d'argent et d'amour).* Puis une seconde fois avec un licenciement économique à 37 ans *(peur de la pénurie d'argent)* et enfin une dernière fois à 45 ans avec la décision de son installation comme sophrologue qu'elle assume seule *(peur de la pénurie d'argent et manque d'amour conjugal à cette période).* Ainsi les deux chocs émotionnels d'origine passés inaperçus se sont réactivés : le premier par la *peur réelle du manque d'argent* associée à « tenter sa chance » avec un nouveau projet professionnel dans le péril d'une insécurité matérielle et le second par le *manque momentané d'amour conjugal* avec l'impression de se sentir *seule* à assumer la situation. La dernière prise de poids de 8 kg a trouvé son sens de protection et éclaire les variations pondérales précédentes : « Je fais des réserves en cas de pénurie » et « Il faut que je sois forte pour assumer seule ce choix ».

Du côté de la mémoire familiale

On retrouve un arrière-grand-père immigré d'un pays scandinave, installé à Paris à la fin du dix-neuvième siècle, qui a dû recommencer à zéro avec une période de vaches maigres pour *s'imposer* et faire sa place au soleil. Sa femme, originaire de l'est de la France, parlait mieux un dialecte proche de l'allemand que le français et sentait qu'elle avait *abandonné* sa langue, sa région et une partie de sa famille à une époque où les voyages étaient rares.

Avec le décodage de ses deux clés du portail de la Minceur, puis la troisième liée à la mémoire familiale *(déracinement et abandon du pays d'origine pour s'imposer dans un autre lieu)* et après avoir dessiné dans les grandes lignes son arbre généalogique et « laisser respirer ses ancêtres » sur papier à l'air libre, Lucie a commencé à perdre du poids dans les premières semaines pour arriver à l'objectif réaliste fixé lors de la première séance : une perte de poids de 14 kg sur huit mois.

Comment a-t-elle fait autrement ?

Parallèlement aux thèmes mentionnés, Lucie a atteint son objectif Minceur :

- Par un travail sur les émotions et les pensées catastrophiques (dédramatisation) qui accompagnaient ses craintes en sclérosant une mise en œuvre de son activité professionnelle.
- Par une réconciliation avec la nourriture en découvrant de nouvelles saveurs, en introduisant à nouveau les aliments « signal rouge » à goûter et savourer en petite quantité sans risque de prise de poids.

En séminaire comme en consultation, je m'appuie toujours sur les **points forts** des personnes. Lucie a un esprit curieux et ludique, deux caractéristiques qui ont été beaucoup utilisées au cours de l'accompagnement : le ludique avec la bande dessinée de l'histoire du poids, l'esprit curieux par exemple avec des ingrédients et mets qu'elle n'avait pas encore testés et des aliments « signal rouge » qu'elle a dégustés autrement (à l'aveugle pour sentir la saveur, la texture, le parfum).

F *Élodie ou comment le garçon manqué fait place à une femme réussie*

Comme toutes les histoires de surpoids, cette histoire est un peu votre histoire... Élodie vient me voir après avoir écouté très attentivement une conférence où j'exposais les 9 clés du portail de la Minceur. Elle est en totale confiance dans ce qu'elle va entreprendre : cette attitude positive d'ouverture est une des conditions indispensables à la réussite de la démarche sans pour autant gommer le sens critique, la seconde est la motivation profonde et la troisième la coopération au déclic et au processus minceur. C'est sur ce dernier point surtout que la personne a une action opérationnelle et met en œuvre des actes et de nouveaux comportements.

Élodie a 28 ans. Elle en a « ras le bol » de faire le yoyo et ne connaît pas la sensation de faim, pas plus que celle de satiété. Elle dit d'emblée une phrase très juste : « Je sens que j'ai envie de manger, mais pas que j'ai faim ». C'est une constatation douloureuse et à la fois si commune : la confusion entre *l'envie* et *le besoin de manger*. L'envie, c'est la tentation, parfois la compulsion. Le besoin, c'est sentir la nécessité biologique du corps de se nourrir, se relier à la sensation physique de faim. L'envie, pourquoi pas, lorsqu'elle est motivée par la faim et non par la compulsion.

Avec Élodie, trois clés étaient en jeu : la clé de *l'abandon,* la clé du *manque de nourriture* et du *manque affectif* (je suis seule ou je me sens seule, je mange) et, *s'imposer, trouver sa place* comme petite fille puis comme femme.

À la naissance, Élodie est séparée de sa mère après quelques jours car celle-ci doit être opérée rapidement suite à des problèmes d'inflammation d'une veine. Le sevrage imposé est mal vécu par la mère et par le bébé. La petite fille l'enregistre comme un abandon. De plus, elle doit passer quinze jours en couveuse, coupée du lien affectif, où elle déclenche une jaunisse. La clé de *l'abandon* est à l'œuvre pour enclencher le programme du surpoids. En outre, quelque temps après, sa nounou, pensant que les parents ne la nourrissaient pas suffisamment (ce qui était faux), lui donne, en cachette, un biberon supplémentaire très roboratif. La petite fille est gavée à son détriment et aura du mal adulte à renouer avec la sensation de « j'ai faim, je n'ai plus faim » et à distinguer la différence de perception entre « j'ai envie » et « j'ai faim ». Lorsque les parents ont régulé la situation, la petite fille s'est sentie « privée » : plus tard la peur du manque de nourriture l'obsède, à tel point qu'elle ne supportait pas les placards vides. Le frigo plein la met en sécurité en éloignant la crainte de la pénurie.

Le *manque affectif* qui se traduit par « je suis seule » ou « je m'ennuie » a été initié par cette première expérience de la couveuse où le bébé se retrouve seul, enfermé dans un espace clos. Ce manque est réactivé à l'adolescence par le fait qu'Élodie était parfois « bouclée » gentiment dans son bureau par ses parents pour mieux se concentrer sur son travail scolaire. L'intention des parents était bonne, mais la forme trop contraignante. L'association ennui/être seule prend forme et le refuge friandises est le danger quasi inévitable. À chaque fois qu'Élodie se retrouve seule soit après une rupture sentimentale, soit chez elle « enfermée », elle mange.

Les adages de la famille comme : « Il y a tellement de gens qui ont faim, toi tu as de la chance, alors mange » ou : « Quelqu'un qui mange va bien, quelqu'un qui ne mange pas n'est pas en bonne santé » enregistrés par le cerveau de l'enfant renforcent ce rapport chaotique à l'alimentation. De fait, à chaque fois qu'Élodie se trouve alitée, elle maigrit, même si c'est seulement pour un bras cassé ! Ainsi, elle ne trahit pas l'adage familial bien ancré dès l'enfance.

Du côté de l'empreinte du projet parental

Avant et au début de la grossesse, son père et son grand-père étaient persuadés que le bébé serait un garçon. Ils le désiraient ardemment et ont été très déçus de voir arriver... une petite fille (Élodie avait déjà une sœur aînée). Pour répondre inconsciemment au désir du père et du grand-père, Élodie a été un vrai garçon manqué. Pourtant, elle a tous les attributs d'une fille. Pour *s'imposer* comme fille malgré tout *(clé de l'autorité : faire sa place, s'imposer,* croisée avec l'empreinte du projet parental), comment le cerveau archaïque s'y prend-il ? Il actionne les commandes de la surcharge pondérale qui immanquablement met en valeur les parties rebondies de l'anatomie féminine. C'est une manière archaïque, certes, mais très efficace tant que d'autres solutions plus subtiles et plus conscientes ne sont pas à disposition.

Pour contrebalancer l'empreinte du projet parental « on veut un garçon », l'opposé à mettre en place est de reconquérir sa féminité et de la mettre en lumière. Par des actes si possible. Plus elle rejoint le féminin en elle, moins elle a besoin de le sortir physiquement par des formes beaucoup trop généreuses à son goût, bien qu'elle ait une stature de ronde. Rien n'empêche d'être une mince aux courbes très féminines. Pour mettre en valeur sa féminité, Élodie a trouvé une solution autre que la nourriture : elle a commencé des cours de danse orientale. Une danse où les mouvements du corps, tout en souplesse et en rondeur, sont mis en valeur par une tenue très sensuelle. L'amplification de cette part féminine si longtemps cachée peut se vivre, avec les règles de l'art, en toute tranquillité. Grâce à la perte progressive de poids et à cette activité en corollaire, Élodie a pu regarder avec plaisir son corps dans la glace. Elle n'a pas renoncé pour autant aux bénéfices d'autres sports qu'elle pratiquait auparavant. Simplement, elle ne s'y adonne plus en « garçon manqué ».

Du côté de la mémoire familiale

L'arbre généalogique indique des *pénuries de nourriture* au niveau des grands-parents et de son père, issus d'une famille immigrée du sud de l'Europe *(clé de l'immigration : s'imposer, faire sa place et abandon du pays et de la famille d'origine).*

Élodie a radicalement changé son rapport à la nourriture et a retrouvé le plaisir de faire les courses sans être tentée par les sodas ou par les friandises gorgées de sucre. Elle a découvert la joie de préparer des aliments que son corps peut accepter sans grossir (elle détestait faire la cuisine). Elle est aussi très fière de dire aux amis qu'elle invite de remporter le surplus de gâteaux ou sinon elle menace de le jeter ! Ce qu'elle a dû mettre en pratique au début du processus Minceur. En réhabilitant la femme en elle, même ses gestes ont changé, sont devenus plus doux, plus souples. La plus belle surprise qu'elle m'ait réservée est de venir un jour habillée de façon très gracieuse et très féminine, dès la perte des premiers kilos superflus.

Comment a-t-elle fait autrement ?

Parallèlement aux thèmes mentionnés, Élodie a atteint son objectif Minceur :

- Par un travail sur les sensations du corps (relaxation et techniques mentales), par lequel un dialogue avec le corps a pu naître : « Que dit ma tête ? Que veut mon corps ? ». Un échange s'est instauré entre les deux avec des ressources inventives qu'Élodie a trouvées au fil des séances.
- Par le discernement dans le choix des aliments et un apprentissage de la sensation de faim et de rassasiement :

écouter et reconnaître quels signes de « fin » donnent son corps quand elle est rassasiée.

- Par l'acceptation de son image corporelle en reconquérant son corps de femme.
- Par l'affirmation de soi : par exemple savoir dire non quand elle n'a plus faim, sans craindre de vexer la maîtresse de maison ou encore apprendre à jeter les aliments « en trop ».

Ses points forts : l'organisation et l'anticipation. Pendant ses périodes compulsives, Élodie savait bien s'organiser et prévoir pour ne pas manquer de nourriture (réserves, placards pleins). Grâce aux techniques cognitives, elle a pu identifier cette compétence, l'extraire de son contexte et la transférer dans son nouveau mode de vie. Elle a donc réussi à anticiper et programmer pendant le week-end ses repas de la semaine avec le plaisir de faire le marché en choisissant les aliments (couleurs, saveurs) et de découvrir la joie de les préparer alors qu'elle ne savait pas faire la cuisine : « Ça m'amuse et là, je ne m'ennuie pas », dit-elle.

F *Mario ou les coussins de l'exil*

Mario, 55 ans, vit en France depuis trente-cinq ans. Issu d'une famille d'origine italienne, il a passé les vingt premières années de sa vie en Argentine où il est né. À vingt ans, après son bac, il choisit délibérément la France pour entamer des études d'ingénieur qu'il réussit brillamment.

Avec Mario, trois clés sont présentes : la clé de *l'exil* (combinaison de la clé de l'*abandon* et de l'*autorité*), la clé de l'*abandon* et la clé du *manque de nourriture* allié au *manque affectif*.

Thérapeute : *Depuis quand avez-vous grossi ?*

Mario : Je crois que je suis rond depuis toujours, du moins depuis que je suis enfant avec plus ou moins des cycles de prise et de perte de poids.

Mario a été un petit garçon heureux vivant dans un village à quatre cents kilomètres de la capitale, entouré d'affection par ses trois sœurs et ses parents qui ont veillé au bien-être de leurs enfants. Même s'ils n'avaient pas beaucoup de moyens, la famille n'a manqué de rien. L'histoire du poids racontée sous la forme narrative d'une bande dessinée donnera dans ce cas une information très intéressante : Mario croit qu'il a toujours été un enfant rond et bien en chair. Or, en se penchant avec attention sur l'histoire du poids en images et photos, celle-ci révèle des rondeurs seulement à partir de l'âge de 8 ou 9 ans.

T : *Que s'est-il passé lorsque vous aviez 8 ou 9 ans ?*

M : Il y a eu un grand bouleversement : j'avais huit ans lorsque mon père est mort subitement, victime d'un accident de chantier. À l'époque, j'étais abasourdi. Je n'ai ni compris, ni accepté cette injustice. Qu'il nous ait été enlevé comme ça, si vite ! Ma mère s'est retrouvée seule avec les quatre enfants. Comme j'étais le plus jeune, j'ai été envoyé en pension à Buenos Aires loin de ma famille.

T : *Comment se passait la vie en pension à Buenos Aires ?*

M : Je passais la semaine en internat, je me rappelle m'être ennuyé de mes sœurs et de ma mère. En plus, la nourriture était affreuse. Et j'ai eu la chance – mais était-ce une chance ? – qu'une cousine éloignée, vivant dans à Buenos Aires, une sorte de célibataire fantasque me récupère le week-end. C'était dur, car elle n'était pas très chaleureuse et pas très présente non plus.

Mario ressent alors un *double abandon* : le placement en pension et la mort de son père dont il attendra des lettres pendant deux ans, ne se résolvant pas à cette perte tragique. En pension, le *manque d'affection* et *de nourriture* « pas à son goût » font des ravages. Il se rattrape sur les sucreries et la charcuterie lorsqu'il passe le week-end chez sa tante. Il n'a d'ailleurs pas autre chose à faire puisque celle-ci profite allègrement de sa vie de célibataire et le laisse souvent à la maison avec, certes, de la nourriture à profusion mais de l'affection en maigre quantité. Mario a souvent la sensation d'être abandonné et de compter comme quantité négligeable. Il repart à la pension triste, seulement rempli de quelques provisions pour la semaine. Il ne rentre auprès de sa mère et de ses sœurs que pour les grandes vacances, soit deux mois par an. Pendant toute l'année scolaire, il s'enrobe de graisse ce qui rassure sa mère qui traduit ce phénomène par « il se porte bien mon garçon ». Pendant les vacances auprès de sa famille, il arrive à perdre quelques kilos en retrouvant affection et nourriture « à son goût ». Et ainsi va le cycle jusqu'à ses vingt ans où il décide de poursuivre ses études en France. C'est un exil délibéré, souhaité. Il est plutôt bien accueilli avec ses rondeurs, son humour et son accent teinté de soleil. Il doit travailler à des petits boulots (gardien de nuit, manutentionnaire) pour payer le logement, les frais de scolarité et du quotidien. La peur du *manque de nourriture et d'affection* refait surface. S'y ajoute la clé de *l'exil* où il doit *s'imposer* dans ce nouveau pays, faire ses preuves et renoncer aux contacts de proximité avec sa famille d'origine qui vit à six mille kilomètres sur un autre continent. À cette époque, il grignote souvent, aime faire « sa cuisine exotique » très appréciée de ses amis. Il adore les gâter, les nourrir, « donner à voir ses racines ». Compte tenu de son histoire et malgré ses petits moyens, cette démarche passe par la nourriture jusqu'à l'excès. Même s'il est brillant dans ses études, il doit *s'imposer* dans ce pays tout en faisant des jobs pas très bien payés, en inadéquation avec son niveau d'études. Plus tard, même avec son diplôme d'ingénieur en poche, il aura pendant longtemps l'impression de devoir faire plus que les autres pour être accepté et reconnu socialement (clé de *l'autorité, s'imposer*). La nourriture est une façon d'effacer ce *ressenti d'abandon* du pays d'origine, de la famille, de ses racines et de *s'imposer* (faire plus que les autres) y compris par l'embonpoint et une corpulence très ronde.

Du côté de l'empreinte du projet parental

Pas d'éléments connus par Mario pouvant être utilisés comme matière première dans ce travail.

Du côté de la mémoire familiale

Son grand-père paternel a immigré d'Italie vers l'Argentine où il a dû commencer en bas de l'échelle pour faire sa place décemment. La clé de *l'exil* de la mémoire familiale a été remise en route par Mario deux générations plus tard. Ce qui a pu renforcer l'impact de cette clé.

En revisitant son histoire par les *événements-bis* qui ont provoqué les chocs émotionnels jusqu'aux événements et chocs d'origine et par la mise en place de stratégies alimentaires et relationnelles nouvelles, Mario a progressivement perdu ses kilos superflus. Il a toujours plaisir à préparer ses plats exotiques et à inviter des amis à les partager. Il le fait plus exceptionnellement, quand il en « sent l'envie » sur un mode qui n'est plus compulsif et sans surcharge de « gras » puisqu'il ne doit plus engranger de « provisions pondérales » devenues inutiles. Il les avait appelés ses « coussins de l'exil ». Un jour, pour la clôture du travail élaboré ensemble, il m'a apporté un chili con carne délicieux !

Comment a-t-il fait autrement ?

Parallèlement aux thèmes mentionnés, Mario a atteint son objectif Minceur :

- Par un travail d'une séance sur le deuil de son père qui n'était pas encore terminé 47 ans après l'événement.
- Par l'exploration subtile et progressive des sensations de son corps (relaxation, micro-mouvements) et l'affinement de ses sens olfactif et gustatif.
- Par l'apprentissage d'autres stratégies de convivialité, en plus des repas autour de la cuisine argentine. Par exemple, Mario a instauré le rituel d'une réception bi-mensuelle entre amis, avec un thème culturel, où la nourriture n'est plus le centre : d'autres piliers soutiennent cette réception. Si le thème est le Canada, poèmes, textes et chansons québécoises sont partagés autour de deux symboles du pays comme une bûche de bois et la légende des indiens du Nord Ouest du pays. Puis tout le monde passe à table avec pour consigne de « goûter vraiment », comme si c'était la première fois quelques bouchées de chaque plat au menu.

L'objectif est de créer une palette de choix par des exercices ludiques ou des techniques mentales : plus une personne dispose de choix dans ses comportements, ses pensées ou ses croyances, plus elle a la liberté de choisir avec discernement l'option la plus adaptée à la situation. À condition que les options de choix aient un degré équivalent de satisfaction pour elle.

Ses points forts : l'humour et le partage. Je me suis donc servi de ces deux éléments comme moteurs de changement et points d'appui.

- Mario a accepté de lâcher ses « coussins de l'exil » en mettant à la place une attitude de vie, satisfaisante dans le temps, qui lui permet de retrouver une sensation de légèreté au sens propre comme au sens figuré, dans son corps comme dans ses relations, notamment féminines. Avec son humour, il a trouvé un symbole concret pour lâcher définitivement ses « coussins de l'exil », version tissu adipeux. Il voulait un rappel visuel. Après avoir cerné en séance ses croyances sur ce thème, il a commandé des étoffes de laine et de soie aux couleurs vives d'Amérique latine et a fait confectionné deux immenses coussins pour son appartement qui lui donnent chaleur, confort et plaisir du cocooning. Une façon élégante et pleine d'humour de rendre hommage aux « coussins de l'exil » qui ont eu, en leur temps et dans leur langage biologique, un rôle très positif dans la vie de Mario (se sentir moins seul, se protéger, s'imposer dans un nouvel univers et peut-être lui éviter un état dépressif. Il est parfois dangereux de faire disparaître un symptôme qui, malgré ses inconvénients, « maintient » un équilibre même précaire. Il est bon de s'assurer que la personne reconnaît le rôle positif du symptôme – souvent la survie, la protection – et qu'elle est prête à mettre autre chose en place qui lui procure davantage de satisfaction et de soutien).

- Sur le plan du partage, il a mis en œuvre régulièrement des « ateliers du goût » sur le vin, sur les foies gras du sud-ouest et de l'est de la France, sur le pain et ses déclinaisons. Dans les ateliers de Mario, les aliments sont savourés, consommés en petites quantités, en dégustation : ils sont même évalués avec une fiche de qualité comme le ferait un jury de professionnels. Goûter les aliments avec attention et conscience génère une autre relation à la nourriture et permet d'une part d'affiner ses papilles et son nez (les deux sens gustatif et olfactif sont étroitement liés), d'autre part d'être rassasié plus rapidement qu'en avalant goulûment. Il s'opère ainsi une autorégulation naturelle.

F *Amelia ou la culotte de cheval comme bouclier de la sexualité*

Amelia est une femme de 35 ans, mariée et femme au foyer, qui souffre d'un surpoids surtout visible au niveau de ses hanches, fesses et cuisses par la culotte de cheval. Elle ne sait plus comment s'habiller pour dissimuler au mieux cette partie de son anatomie.

Deux clés sont à débloquer : la clé du *rejet d'une partie de son corps* et la clé du *ressenti du vide* dans sa vie (se sentir seule mais sans crainte d'être abandonnée).

La dernière prise de poids avec augmentation de la cellulite remonte à un faux pas de son mari il y a un an. Il a passé un week-end avec des copains... Amelia a appris qu'il s'était comporté en « joli cœur » avec une autre femme même si la relation n'a pas dépassé le stade du flirt. Elle a ressenti une grande solitude (sans peur de l'abandon car il revient toujours, dit-elle) et lui en a beaucoup voulu. Depuis, elle lui rappelle régulièrement, comme un « disque rayé », son comportement inadmissible. Elle a moins de désir physique pour lui, espace les rapports amoureux et prend n'importe quel prétexte sans importance pour lui faire des reproches : tu n'as pas encore rangé tes affaires, tu fais tout pour me contrarier, tu n'es jamais à l'heure, etc. Elle reconnaît que tout ce qu'il tente de rapprochement est pris, par elle, à rebrousse-poil.

Intermède sur la cellulite

D'un point de vue global, la *cellulite* est générée par *l'altération des contacts* : énervement, cris, rancœur, que ce soit avec le mari ou l'entourage plus ou moins proche. Elle prend sa source dans une *rigidité* de pensée ou de mode de vie appliquée à soi-même ou aux autres. *Les règles sont trop strictes.* Localisée sur les parties très féminines, la cellulite indique qu'il est temps de réhabiliter en pensée et en réalité la *sexualité et les contacts amoureux* comme une source de plaisir et de satisfaction, des actes naturels appartenant à la vie du couple. Cette disposition d'ouverture rétablit la *souplesse* dans la relation à deux et fluidifie les rapports au quotidien. La femme en « veut moins » à son mari – si c'est de lui dont il s'agit – de ne pas faire comme elle veut que ce soit. Même s'il est une fois en retard ou s'il ne range pas son manteau à l'endroit prévu, ce n'est pas si grave ! Les cris ou les paroles de reproches voilés ou évidents rigidifient la situation et le résultat est médiocre, voire désastreux à terme. En plus, la cellulite reprend du poil de la bête !

La *cellulite*, en général, peut se développer avec des préceptes rigides vis-à-vis des autres ou de soi-même. Vis-à-vis des autres, la personne impose des règles de vie figées autour d'elle, aux proches (enfants, mari, parents), aux collègues, aux amis, entraînant une *altération des contacts* et des frictions répétées. Vis-à-vis de soi-même, elle se dit qu'il faut absolument faire selon telle ou telle règle apparemment incontournable (elle ne voit pas d'autres choix) sur le plan privé, professionnel, intérieur et aussi... sur le plan d'un *régime alimentaire très contraignant.* Les techniques mentales citées ou les contes donnent des ressources et soufflent d'autres façons d'être et de faire pour élargir les choix et le champ de vision.

Et Amelia alors ?

Pour l'exemple particulier d'Amelia, il est clair qu'elle met en route en même temps la clé du *vide* (je me sens seule quand mon mari – et aussi mes enfants – sont loin de moi, je reste à les attendre à la maison) et la clé du *rejet d'une partie du corps* avec la cellulite-culotte de cheval (je ne peux plus me voir avec cette culotte de cheval sur laquelle je me focalise) féminine (j'en veux à mon mari de ne plus me voir comme femme, je le lui fais sentir, en même temps les rapports physiques ne sont plus ma tasse de thé). La culotte de cheval dresse un bouclier par rapport à sa féminité vécue du point de vue de la sexualité.

Dans la clé du *rejet d'une partie du corps*, le cerveau archaïque – qui ne reconnaît ni la mode, ni le bien-être de la minceur mais seulement celui de la survie de l'espèce dont l'objectif est de rendre la femme plus forte et plus robuste – enregistre qu'il doit envoyer cette commande au corps. Et le corps obéit. Plus il y a focalisation sur une partie du corps, plus la personne a de chance de grossir, de se « renforcer », notamment là où elle le souhaite le moins.

Du côté de l'empreinte du projet parental

Amelia est l'aînée de trois enfants. Ses parents ne voulaient qu'un seul enfant. À la naissance de sa première sœur, elle avait deux ans. Elle s'est dit : pourquoi mes parents ont-ils besoin d'un autre bébé ? La mère, très occupée avec le nourrisson a délaissé quelque peu Amelia, ne lui a fait partager ni sa joie du deuxième enfant (finalement accepté par les parents), ni les soins au bébé qu'elle ne devait pas toucher. Amelia s'est souvent réfugiée dans un coin de la pièce ou dans sa chambre, se sentant mise à l'écart. Elle a eu le sentiment d'être très *seule*, même si elle vivait avec toute sa famille. Choc émotionnel qu'elle avait oublié et qui s'est remis en activité à chaque fois qu'elle s'est sentie « seule en couple » (clé du *vide*).

Pour renverser les valeurs de l'empreinte du projet parental, Amelia doit *se sentir entourée* et se faire une place de choix. Dans sa sphère personnelle, elle s'est trouvée des activités qu'elle fait avec plaisir pour elle-même (soins du corps, création d'un atelier « cuisine de tous pays », organisation d'un après-midi thé-débat) et dans sa sphère sociale, elle est devenue active au sein d'une association pour la protection des enfants. Cette « mise en acte » s'est faite sur quelques mois dès la perte des premiers kilos. C'est une phase très importante d'ancrer l'opposé de l'empreinte du projet parental dans une réalité... même s'il est nécessaire de la « rêver » auparavant.

Du côté de la mémoire familiale

L'histoire d'un grand-père infidèle se raconte volontiers avec beaucoup d'humour dans la famille. Il n'empêche que cet homme a vénéré sa femme « comme une sainte » en tant que mère de famille, mais l'a dévalorisée dans son rôle de femme peu attrayante pour le mari au sein du couple. De plus, Amelia a toujours entendu des témoignages de tantes ou cousines âgées dire : « Tu verras, il faut bien faire plaisir à nos maris, mais alors quelle corvée ! ». Rien qui rende bien joyeuse la perspective de l'acte sexuel. Ou bien un adage marquant : « Il n'y a que les femmes légères, de mauvaise vie qui prennent du plaisir, pas les femmes respectables ! ». Amelia était bien partie pour souscrire à la mémoire familiale. Heureusement, en retrouvant l'estime de soi, en redécouvrant son charme après quelques kilos perdus et la « fonte du bouclier de la sexualité », elle a renoué peu à peu avec le plaisir de se laisser approcher par son mari et même de le surprendre avec des tenues plus coquettes et féminines. Elle s'énerve beaucoup moins contre lui, contre ses enfants et leurs rapports commencent à trouver un équilibre car elle-même se sent plus épanouie. À la fois plus discrète au niveau de sa silhouette et plus affirmée au niveau de ses idées, de sa créativité et surtout de ses activités.

Comment a-t-elle fait autrement ?

Parallèlement aux thèmes mentionnés, Amelia a atteint son objectif Minceur :

- Par la tenue pendant un mois d'un carnet de bord alimentaire où elle a noté précisément ce qui l'a poussé à manger ou à grignoter (le déclencheur, où, quand, en faisant quoi d'autre – écouter la radio, regarder la TV, préparer le repas de la famille etc – émotion associée...). Le carnet de bord permet de repérer quels événements et quelles émotions sont adoucies par la nourriture. Souvent deux ou trois émotions émergent alternativement chez une même personne et la « poussent » à manger. Parmi les émotions les plus courantes : la colère, l'impuissance, la tristesse, le désarroi, la solitude, la culpabilité. La tenue du carnet facilite la mise en place d'une action pour moduler l'intensité de ces stress et surtout une stratégie est recherchée, en collaboration avec la personne, pour trouver d'autres réponses à ces situations et émotions, moins nocives pour elle-même.

- Par l'assouplissement de son comportement rigide grâce à l'utilisation de techniques mentales simples.

Ses points forts : sa capacité, en tant que coordinatrice, à mettre en lien des personnes, son sens de l'organisation et son empathie.

- Sa capacité, comme coordinatrice, à mettre en lien des personnes de culture, de comportement et d'état d'esprit différents s'est épanouie dans la création d'un atelier de « cuisine de tous pays » où elle a aussi initié une présentation des matières premières du pays à l'honneur (épices, herbes, légumes) et leur utilisation dans la cuisine locale. Beaucoup de participantes, dont Amelia l'organisatrice, ont pris conscience que, dans les pays industrialisés « nous disposons de toutes les denrées, tout le temps ». Alors à quoi se raccrocher pour rythmer le temps et se créer des points de repère ? Amelia a soufflé : « Peut-être aux productions de saison, aux couleurs qui nous tentent, à entendre ce dont le corps a réellement besoin ». Une remarque qui a fait réfléchir !
- L'organisation d'un thé-débat au rythme d'un après-midi mensuel valorise sa créativité en même temps que sa capacité, non pas de metteur en scène, mais de « metteur en lien ». Des pôles pour recevoir de l'affection et une reconnaissance se sont diversifiés : elle ne se focalise plus uniquement sur son mari ou ses enfants (ils respirent !), elle bâtit son édifice affectif sur plusieurs piliers : quand l'un montre une faiblesse, elle est moins déstabilisée et le

programme surpoids ne reprend pas du service : d'autres satisfactions, tout aussi intenses, sont là pour prendre le relais.

- Son empathie s'est traduite par le lien privilégié qu'il lui est facile de créer avec les enfants (engagement dans une association de protection des enfants). Elle sait leur apporter le réconfort tout en exerçant sa souplesse par l'adaptation à la structure associative et à la situation individuelle de chaque enfant.

F *Claudine ou le poids de la ménopause*

Claudine, 52 ans, est psychologue dans une association à but social. Un peu sur la réserve, bien décidée à perdre ses 5 kg pris récemment, elle arrive confiante à un stage de week-end pour déclencher le « déclic minceur ».

Avec Claudine, deux clés sont actives : la clé de l'*abandon* (*abandon de la procréation* – ménopause – et *abandon de projet*) et la clé de l'*autorité* (s'imposer, *imposer son point de vue*).

Elle a grossi en deux mois de 5 kg (environ 10 % de son poids de forme), elle qui n'avait jamais varié de poids de façon significative, sauf au cours de ses deux grossesses.

Thérapeute : *Que s'est-il passé avant la prise de poids ? Quel était le contexte ?*

Claudine : Je travaillais depuis quelques années dans une association où, suite à un changement de direction, mes valeurs ont été heurtées, le projet important que je souhaitais mener avec les collectivités locales a été « mis au placard », à moins que je n'apporte des modifications qui étaient contraires à mes valeurs profondes.

T : *Qu'avez-vous fait ?*

C : En un mois, j'ai pris la décision de quitter mon poste, même sans autre emploi, pour rester fidèle à mon éthique.

T : *Vous avez dû rapidement* ***abandonner le projet*** *qui vous tenait à cœur ?*

C : Oui, je l'avais monté moi-même au fil des mois et je comptais le développer dans cette structure.

T : *Qu'avez-vous éprouvé à ce moment-là ?*

C : En même temps, pendant les derniers mois dans ma fonction, j'avais beaucoup de ***difficulté à faire entendre ma voix*** pour ***imposer*** le respect de mes idées, problème assez récurrent chez moi. Cela m'a coûté beaucoup d'énergie.

T : *Comment vous êtes-vous consolée ?*

C : J'ai commencé à grignoter de retour chez moi, avant le dîner avec mon mari et mes enfants ou en début d'après-midi, parfois en fin de matinée.

Silence de Claudine, indispensable à l'enregistrement du choc émotionnel en retour.

Claudine réalise qu'elle a dû *abandonner un autre « projet »* quelques mois auparavant sa prise de poids : celui de *l'aptitude à la procréation* (même s'il reste virtuel ou imaginaire à 50 ans). En d'autres termes, c'est l'apparition de la ménopause.

Intermède sur la ménopause

Sans nier les métamorphoses biologiques propres à la ménopause, notamment au niveau endocrinien, il est aussi intéressant de regarder la façon dont elle est *ressentie* consciemment ou inconsciemment. Si elle est fortement ressentie comme *l'abandon définitif du projet de procréer* et surtout si elle fait écho à la clé de l'abandon déjà programmée ou/et déjà activée – ou si le désir d'enfant sans concrétisation a été une souffrance – il n'est pas rare que la femme prenne du poids. Si elle n'a pas ce programme, elle ne prend pas un gramme. Ce n'est pas une fatalité : toutes les femmes ne grossissent pas à la ménopause. Si cette clé d'abandon s'applique à la ménopause, elle est aussi vraie pour l'apparition des règles à l'adolescence. C'est l'inverse, pensez-vous. Oui, d'un point de vue d'adulte. Non, d'un point de vue d'adolescente. La jeune fille réglée à 12 ou 14 ans n'imagine pas clairement entrer dans le projet de procréer. Si, pour elle, c'est *l'abandon du statut de petite fille* qu'elle ressent le plus fort, parfois douloureusement, elle peut prendre du poids ou enclencher le programme « surpoids » qui se manifestera plus tard à la faveur d'un événement-bis. À condition que ce statut soit vital et constitue essentiellement son rapport au monde, à sa famille, à l'entourage, elle peut développer une sensibilité à la prise de poids. Soit par la récurrence du thème de l'abandon, soit par le croisement avec l'une des 9 clés ou l'empreinte du projet parental ou la résonance d'une mémoire familiale dans sa généalogie.

Et Claudine alors ?

En remontant la chaîne des événements-bis concernant la clé de *l'autorité*, Claudine s'est rappelée de l'origine. Lorsqu'elle était enfant, face à un père autoritaire qui refusait toute traduction superficielle de la féminité chez ses filles – elles sont trois sœurs – elle se souvient qu'il lui interdisait, avec des injonctions sans appel, de porter des bijoux. Elle en était tétanisée, « sans voix » sans pouvoir faire entendre sa parole. Ce choc émotionnel d'origine, passé inaperçu, s'est rejoué par la suite sur le registre des événements-bis concernant son rapport à l'autorité, sa manière de prendre ou de ne pas prendre sa place et la difficulté pour se faire entendre.

Nous n'avons pas eu besoin de rechercher du côté de l'empreinte du projet parental et de la généalogie, Claudine ayant perdu en douceur ses 5 kg sans récidive. Elle a par contre aussi mis en place la synergie avec les deux autres paramètres bien ancrés au cours du stage : les exercices de techniques mentales, de visualisation de l'objectif et de relaxation ainsi que la Boussole alimentaire. Elle a développé également des stratégies pour renforcer son autorité et beaucoup d'humour quand elle jette un œil trop indulgent sur un pain au chocolat !

Comment a-t-elle fait autrement ?

Parallèlement aux thèmes mentionnés, Claudine a atteint son objectif Minceur :

- Par l'acceptation du transfert de son projet dans une autre structure sans le « perdre », avec l'utilisation d'exercices de stratégie mentale : comment le proposer dans un autre contexte en lui gardant ses valeurs et son essence ?
- Par le travail sur l'affirmation de soi (quels risques à faire entendre sa voix, comment le mettre en œuvre).
- Par le carnet de bord alimentaire sur un mois. En tant que psychologue, elle a très vite repéré (séance par téléphone) les émotions récurrentes. Par sa créativité, elle a trouvé comment repérer les événements déclencheurs et les stratégies à mettre en place pour, selon son expression, « alchimiser » et recycler l'émotion. Une énergie « récupérée » qui peut être mise au service du plaisir de concevoir un repas pour elle et sa famille, du plaisir de la décoration – même au quotidien – d'une table avec une bougie ou une fleur ou des serviettes de papier avec un thème ou une couleur différente chaque semaine (une semaine verte avec le thème des arbres et des fleurs, une semaine rouge avec des fruits passant de l'orangé au rouge vif, une semaine jaune et or avec décoration somptueuse et luxueuse, figurative ou abstraite et une semaine bleue avec sapin, fond bleu océan ou bleu glacier, forêt profonde, ciel et nuage, saphir...).

Son point fort : la détermination. Claudine a extrait son projet du contexte initial (limitant) et l'a transposé (flexibilité, adaptation : la palette des possibilités s'élargit) à toutes les institutions auxquelles il pourrait être utile : elle en a parlé autour d'elle et des voix se sont fait entendre en proposant des partenariats. Certains n'ont pas abouti, un autre est en cours de réalisation. Une séance de créativité a été nécessaire où Claudine s'est donné l'autorisation d'adapter le projet et de le désolidariser de son contexte initial pour le lancer plus largement et lui faire prendre son envol.

F *Armelle ou l'impact d'une grande frayeur*

Armelle, étudiante de 20 ans, a pris dix kilos en six mois. Deux clés concernent Armelle : la clé de la *peur* (grande frayeur) et celle de la *protection*.

Que s'est-il passé avant cette prise de poids rapide ? Rentrant tard un soir, Armelle s'est fait agresser sexuellement par un homme d'âge mûr qui l'a coincée contre un mur, l'a menacée de mort si elle criait et l'a forcée violemment à l'embrasser dans la cage d'escalier, toutes lumières éteintes. Par chance, un voisin est entré environ cinq minutes plus tard – qui ont paru une éternité à la jeune fille – et l'agresseur s'est enfui à toutes jambes. Armelle a pu enfin se libérer en éclatant en sanglots.

Quelques mois plus tard, elle a pris dix kilos. De l'eau et de la graisse. Le cerveau, dans une situation de survie où il enregistre le signal d'un danger de mort, donne l'ordre au corps de « garder l'eau » (l'eau, c'est la vie). La graisse offre les coussins de protection pour « s'enlaidir » dit Armelle et donc être moins désirable, c'est la clé de la *protection* contre les agressions extérieures (cris, comportements agressifs, actes de représailles, manifestations de harcèlement). Par la clé de *la protection*, Armelle a retrouvé un vieux souvenir beaucoup moins violent mais très désagréable où un oncle, à deux ou trois reprises, avait tenté sur elle, vers l'âge de dix ans, des attouchements sous prétexte de lui donner de la tendresse.

Armelle a perdu ses 5 kg « d'eau » en un mois et demi, les 5 kg de graisse ont fondu progressivement en trois mois. Nous avons entrepris d'un commun accord un travail de thérapie d'une part pour désamorcer sa peur des endroits sombres et exigus où elle se sentait « coincée » et en panique, d'autre part pour instaurer à nouveau sa confiance en l'homme et en elle-même.

Chapitre 12.

Que font les héros des contes ? Ils sont minces, eux !

« Tous les dragons de notre vie sont peut être des princesses qui attendent de nous voir heureux ou courageux. »
Rainer Maria Rilke

Les contes vous proposent une mise en pratique dans votre vie de leur principe actif. Ce que fait le héros, pourquoi ne pas le transposer et l'appliquer dans votre vie ? Les contes offrent un outil supplémentaire, une manière inattendue et créative d'aider à la sortie du surpoids. Comment ? En prenant appui sur une *qualité de vous-même* (la générosité, l'intégrité, la capacité à innover, le sens de la justice...) que vous aurez extraite du contexte perturbant du « choc émotionnel » d'origine, comme la pierre précieuse débarrassée de sa gangue. Elle est ensuite taillée, façonnée pour devenir un bijou. Laissée à l'état brut, elle passe inaperçue et ne peut donner tout son éclat. Vos qualités, vos capacités sont parfois étouffées, cachées par un contexte défavorable à leur épanouissement : elles passent inaperçues. N'hésitez pas à regarder derrière chaque situation où vous avez éprouvé colère, déception, plainte, honte, si par hasard une pierre précieuse ne se cacherait pas sous cette gangue ? Alors, transformez-la en joyau ! Les ingrédients du joaillier de la vie : l'envie de découvrir *la* pierre précieuse, un peu d'entraînement et le mode d'emploi par les contes.

La clé de l'abandon : Conte n° 1
L'esprit dans la bouteille (Grimm)

1. Les contes commencent toujours mal !

Suite à des circonstances défavorables, un étudiant doit abandonner (pour l'instant) son projet : il doit arrêter ses études. Au lieu de se laisser gagner par le pessimisme de son père bûcheron et de sombrer dans le désespoir de *l'abandon*, il reste ouvert à la vie en s'appuyant sur sa qualité fondamentale : son sens joyeux de la chance.

Si le héros était resté fixé sur le choc provoqué par *l'abandon de son projet* (ses études), il aurait pu prendre quelques kilos...

2. L'objectif

Dans tout projet abandonné se cache une graine de vie qui ne demande qu'à croître. Extraire cette graine (la qualité de vous-même) dissimulée au cœur du projet abandonné pour la remettre en terre dans d'autres contextes et la faire pousser pour laisser jaillir la chance.

3. Le moteur

Vivre en même temps la condition pénible (pessimisme du père bûcheron) et la qualité vivante (sens joyeux de la chance de l'étudiant) sans se laisser étouffer par les circonstances défavorables. L'état intérieur agit comme un attracteur et sélectionne dans la réalité ce qui lui ressemble. Si vous cultivez l'état intérieur joyeux de l'étudiant, la réalité viendra se mettre au diapason pour vous offrir « une chance ». *C'est ce que Claudine a mis en pratique.*

4. Application : le cas pratique de Claudine

(voir p. 215)

- Claudine abandonne son projet (remettre dans une dynamique sociale des femmes d'un milieu défavorisé) car l'institution dans laquelle elle travaille heurte ses valeurs.
- Elle a extrait la valeur essentielle qui tenait le projet : l'aide à autrui qui fait appel à une qualité d'elle-même, le sens de la dignité.
- Cette graine vivante, elle va la remettre en terre, d'abord en imagination. Comment ? En construisant différents scénarios où le sens de la dignité peut aujourd'hui s'exprimer. En même temps, elle ressent l'intensité de cette qualité d'elle-même au présent avec toutes les sensations implantées dans ce projet abandonné, en affirmant : *« Enfin, c'est accompli, j'incarne le sens de la dignité ».*
- **Scénario 1 : «** Pour la seule joie de cette qualité, j'offre un sourire à chaque personne démunie que je croise ». Sensations : je ressens la chaleur du sourire en retour, la joie d'un instant partagé, je me vois le visage détendu.
- **Scénario 2 :** « Pour la seule joie de cette qualité, j'instaure avec mon mari et mes enfants – sur un mode ludique – que chacun, une fois par semaine, nomme quelque chose qu'il apprécie chez l'autre ». Sensations : j'entends la tendresse des mots prononcés, je sens le lien familial renforcé et je ressens le plaisir de l'attention à l'autre.

- *À noter* : le projet abandonné positionné en arrière-plan (symbolisé dans le conte par le père bûcheron) est vivifié par la mise en œuvre au présent de la qualité qui l'habite (symbolisé dans le conte par l'étudiant). La qualité de vous-même cachée dans ce projet (pour Claudine, le sens de la dignité) peut être vitaminée et devenir une source de régénération. Extraire et actualiser la qualité donne l'impulsion nécessaire à la transformation de ce projet et à son implantation dans d'autres terres fertiles.
- *Résultat :* Claudine a donné consistance à son sens de la dignité en le conjuguant au présent. Forte de sa qualité renforcée, elle a proposé et adapté son projet à différentes institutions intéressées dont une réalisation est en cours.

5. À vous de jouer : mode d'emploi

« Enfin, c'est accompli, je suis (la qualité de vous-même à l'œuvre)... pour la seule joie de cette qualité ».

- Aller chercher la graine qui était à l'œuvre dans la création de ce projet. Quel est ce goût de la réussite ? Se remettre en imagination au moment de la création de ce projet avec vos sens (au moins trois) : ce que vous avez vu, entendu, senti (tactile, olfactif, gustatif).
- Enfin cette graine est en terre : pour l'ancrer, pratiquer le travail d'affirmation comme suit :

  - Chaque jour apporte une occasion de vivre cette vision nouvelle et découvrir la joie inventive qui transforme tout. Comment ? Visualisation des scénarios : comme Claudine, imaginer différentes situations dans lesquelles votre qualité peut s'exprimer et se mettre en scène au présent.

  - Dans la semaine, pratiquer quelques « arrêts sur image » en affirmant cette qualité de vous-même (la graine) dans la situation du moment pour lui donner consistance. Exemple : je vais chercher ma fille à l'école, imprégnée de cette qualité de moi-même : « Enfin, c'est accompli, je suis celle ou celui qui... ». Qu'est-ce que cela change dans mon comportement en réalité ? Comment est-ce que je me sens, investie de cette qualité ?

- En fin de semaine, faire la collecte des fruits recueillis, même insignifiants, avec ce nouveau positionnement. Une dynamique de vie va se mettre en marche, observez !

La clé de l'autorité : Conte n° 2

Le hardi petit tailleur ou Sept d'un coup (Grimm)

1. Les contes commencent toujours mal !

Tout va bien dans la vie du hardi petit tailleur, juste un peu d'ennui se fait sentir à rester dans son village. Grâce à un concours de circonstances, une qualité en lui – qui demande à s'exprimer au grand jour – s'éveille : *l'affirmation de soi ou l'autorité naturelle.* Jusque là, il ne vit pas sa qualité dans sa vraie dimension. Sa vitalité de fond demande à être reconnue de tous. Et vous, dans l'affirmation de vous-même ou dans votre rapport à l'autorité (trop ou trop peu manifestée) en le faisant parfois payer à votre entourage professionnel, familial ou amical, vivez-vous pleinement votre vitalité de fond ?

Si le héros était resté fixé sur la non-expression de *l'affirmation de soi et de son autorité naturelle*, il aurait pu prendre quelques kilos...

2. L'objectif

- Affirmer la qualité d'autorité sereine ou d'assertivité qui, en vous, demande à s'exprimer. L'assertivité est l'affirmation de soi qui s'appuie sur le respect de ses propres convictions et besoins exprimés, sans chercher à les imposer aux autres.

- Par une affirmation consciente et déterminée, faire sortir les freins et résistances qui s'opposent à l'émergence de cette qualité au grand jour.
- Laisser jaillir le point de conciliation : l'étincelle.

3. Le moteur

Plus vous affirmerez cette qualité d'autorité sereine et d'assertivité, plus les freins et résistances vont sortir. Exemple : je suis l'autorité naturelle incarnée, **même si**... (résistances à lister). En intégrant vos résistances à cette qualité, une étincelle va surgir qui sera votre vraie devise. Comme le hardi petit tailleur avec sa devise « Sept d'un coup », la maintenir haut et fort, dans le secret de vous-même, pour bénéficier de toute la vigueur qu'elle peut implanter dans votre vie. Un signe, un indice viendront vous signifier le changement. Continuer jusqu'à l'installation irréversible de cette qualité. *À noter* : le hardi petit tailleur confronte sa devise maintes fois à la réalité (contre les géants, la licorne...) et ainsi la renforce, *même si !*

4. Application : le cas pratique de Noëlle

Affirmation	**Objections**
Je suis l'autorité naturelle incarnée,	**même si** parfois on me donne des ordres,
Je suis l'autorité naturelle incarnée, **même si** parfois on me donne des ordres,	**même si** j'ai souvent raison,
Je suis l'autorité naturelle incarnée, **même si** parfois on me donne des ordres, **même si** j'ai souvent raison,	**même si** je ne m'affirme pas assez,

Je suis l'autorité naturelle incarnée,
même si parfois on me donne des
ordres, **même si** j'ai souvent raison,
même si je ne m'affirme pas assez,

même si on ne me
demande pas mon avis,

Je suis l'autorité naturelle incarnée,
même si parfois on me donne des
ordres, **même si** j'ai souvent raison,
même si je ne m'affirme pas assez,
même si on ne me demande pas
mon avis,

même si j'ai
l'impression que la
personne me considère
comme une idiote

Je suis l'autorité naturelle incarnée,
même si parfois on me donne des
ordres, **même si** j'ai souvent raison,
même si je ne m'affirme pas assez,
même si on ne me demande pas
mon avis, **même si** j'ai l'impression
que la personne me considère
comme une idiote

Point de conciliation : l'étincelle ! *Je suis l'autorité naturelle incarnée* parce que j'apprends surtout à ne pas faire comme eux.

Devise de Noëlle : *Je suis l'autorité naturelle incarnée qui apprend par contre-exemples.*

Résultat : Noëlle a obtenu – sans rien demander ! – une prime exceptionnelle de son responsable hiérarchique ainsi que l'aménagement d'horaires « à la carte » qu'elle souhaitait. En même temps, elle se sent plus à l'aise pour proposer des conditions professionnelles qui répondent à ses besoins.

5. À vous de jouer : mode d'emploi

- Choisir une affirmation qui vous tient particulièrement à cœur : *« Je suis... »*.
- Faire une liste des objections qui viennent spontanément.
- Avec le **« même si »**, injecter les objections dans votre affirmation pour lui donner de la force jusqu'à ce que surgisse l'étincelle du point de conciliation, comme dans l'exemple de Noëlle : « Je suis l'autorité naturelle incarnée parce que j'apprends surtout à ne pas faire comme eux ».
- Utiliser la phrase du point de conciliation comme devise « Sept d'un coup » pour le conte ou la modifier légèrement pour qu'elle ait toute la puissance d'une devise comme celle de Noëlle : « Je suis l'autorité naturelle incarnée qui apprend par contre-exemples ».

La clé de la pénurie : Conte n° 3

Le Chat Botté (Perrault)

1. Les contes commencent toujours mal !

À un moment crucial de sa vie (héritage de son père), le jeune fils du meunier se retrouve sans un sou, condamné à vivre la pénurie. Sauf que « ses pauvres moyens », représentés par le Chat Botté, se révèlent être une ressource inattendue pour réaliser de grands projets. Et vous, souhaitez-vous laisser en friche une qualité de vous-même qui demande à s'épanouir, enfouie un jour par le choc de la pénurie ?

Si le héros était resté fixé sur le choc de la *peur du manque ou de la pénurie (de moyens)*, il aurait pu prendre quelques kilos...

2. L'objectif

Chercher dans chaque situation de pénurie (d'argent, d'amour...), la qualité de vous qui sommeille et qui demande à se réaliser en grand.

3. Le moteur

Obtenir tout à partir de rien. S'il est impossible d'obtenir l'ordinaire, alors pourquoi ne pas demander l'extraordinaire ? Le secret du succès : faire **« comme si »** c'était déjà réalisé !

Important : faire **« comme si »**, ce n'est pas faire semblant. Faire semblant, c'est jouer un rôle. Faire **« comme si »**, c'est être investi de toute l'énergie joyeuse de l'accomplissement réalisé (le projet déployé à son maximum, au-delà des espérances).

4. Application : le cas pratique de Lucie
(voir p. 197)

- **La situation :** pénurie d'argent.
- **Objectif à traiter :** bâtir une clientèle en relaxation.
- **Le « pauvre moyen » :** remplacement d'une relaxologue dans une maison de retraite pendant 3 jours.
- **L'accomplissement, « faire en grand », ce serait :** trouver une forme de relaxation adaptée à chaque personne ayant besoin d'enrayer son stress.
- **La qualité cachée dans le « pauvre moyen » dans la perspective de l'accomplissement :** adaptabilité dans la créativité.
- **Faire « comme si » cet accomplissement était déjà réalisé !** Sur une base commune de relaxation (souffle + détente musculaire + visualisation) pour enfants, jeunes, adultes, sportifs, interroger chacun sur ses besoins et imaginer de lui offrir un « truc » sur mesure, adapté à sa situation. Exemple : étudiants, se détendre avant examen.

Sportifs : anticiper la situation de compétition ou de match au meilleur de sa forme. Managers : travailler sur un point d'amélioration comportemental en prise de parole (sourire, geste), etc.

- *Résultat :* Lucie a eu l'opportunité d'un training imprévu pour une grande marque internationale en Europe + deux stages de trois jours pour des étudiants d'une grande école d'ingénieurs. Un bon début pour réaliser en grand !

5. À vous de jouer : mode d'emploi

Reprendre chaque étape du processus développé pour Lucie :

- **La situation :** la pénurie, le manque d'argent, d'amour... dans une situation précise (si possible, celle qui est à l'origine du choc émotionnel déclencheur du surpoids). Exemple : avoir un salaire me permettant de vivre.
- **Objectif à traiter :** par exemple, changer de travail (actuellement bénévolat).
- **Le « pauvre moyen » :** travail dans un contexte uniquement de bénévolat avec pratique de l'anglais.
- **L'accomplissement, « faire en grand », ce serait :** trouver un poste salarié dans un organisme humanitaire qui œuvre à l'étranger.
- **La qualité cachée dans le « pauvre moyen » dans la perspective de l'accomplissement :** la capacité de coordination et de réactivité dans l'aide aux autres.
- **Faire « comme si » cet accomplissement était déjà réalisé !** Créer un scénario dans lequel la qualité cachée est pleinement à l'œuvre. Écrire ce scénario. Le modifier au fur et à mesure de l'inspiration. Intégrer tout ce qui est possible dans le quotidien : personnes à contacter, livres à lire... La vie va vous répondre, souvent sous une forme inattendue !

- **Se donner un délai** tout en maintenant chaque jour pendant 10 à 15 mn la qualité, le « comme si » à mettre en œuvre dans le quotidien. Qu'est-ce qui bouge ? Quels signes et indices se manifestent ? Lesquels sont à suivre ? **Cueillir les fruits du « comme si »**.

La clé de la protection : Conte n° 4

Peau d'Âne (Perrault) ou Toutes Fourrures (Grimm)

1. Les contes commencent toujours mal !

Toutes Fourrures (Peau d'Âne) se sauve du péril que son père fait peser sur elle. Comme parade de l'urgence, elle trouve une protection dans la condition de *souillon* en revêtant la pelisse composée de quelques petits morceaux de fourrure de tous les animaux de son royaume. N'abandonnant pas sa protection, elle se permet furtivement une incursion dans le rôle de *Princesse*, jusqu'à ce que celui-ci soit suffisamment consistant pour qu'elle s'y abandonne totalement. Et vous, si vous transformiez votre protection en atout, à quoi ressemblerait votre princesse ?

Si Toutes Fourrures (Peau d'Âne) était restée fixée sur sa forme de *protection* suite au choc émotionnel vécu (péril du père), elle aurait pu prendre quelques kilos...

2. L'objectif

Rechercher quel péril a été évité grâce à une protection (la condition de *souillon* : la peau d'âne), qui veut revêtir aujourd'hui les habits de *princesse* : quelle qualité de vous-même souffre sous la condition de souillon et appelle maintenant à sa libération ?

3. Le moteur

Tout en gardant encore la protection qu'il pourrait être périlleux d'enlever subitement (la condition de *souillon*), vivre en même temps la condition de *princesse* dans le secret de votre cœur afin qu'elle puisse sortir au grand jour quand elle sera prête et suffisamment fortifiée.

4. Application : le cas pratique de Sylvie

- **La situation** : programme « prise de poids » enregistré suite à de fortes disputes pendant son enfance entre son père et sa mère.
- **Mettre en place deux registres étanches** : la condition de *souillon* et la condition de *princesse*.
- **Continuer la condition de *souillon* comme un refuge et le ressentir comme un désagrément :**
  - Le ***surpoids*** me rassure : je ne change pas mes habitudes (refuge de la condition de *souillon*).
  - Le *surpoids* rassure mon entourage : je suis telle qu'ils me connaissent depuis toujours (refuge).
  - Je ne suscite pas d'envie par rapport à la rivalité féminine (refuge).
  - Je ne sais pas comment faire autrement (désagrément de la condition de *souillon*).
  - J'aimerais être autre chose que la « grosse rigolote » (désagrément).
  - J'aimerais quand même séduire davantage (désagrément).
- **Vivre en secret la condition de *princesse* comme Toutes Fourrures (Peau d'Âne) dans des scénarios imaginaires qui procurent de la joie.**
  - ***Princesse* que je suis...** (ressentir : je me vois, on me dit, je me sens dans des situations futures en imagination) :

- **Scénario 1** : je suis témoin de la mariée, mon amie Julie... Je me vois dans une belle robe de printemps, serrée à la taille, coupée dans un tissu fluide qui laisse deviner mes formes harmonieuses,

  On me dit (les mariés) : « Quelle transformation, quelle beauté ! »

  Je ressens de la joie, avec un doux frisson sur mon corps
- **Scénario 2** : je suis au bord de la mer avec un paréo.

  Je vois mes courbes de femme joliment remodelées.

  Je me sens fière de ce corps séduisant.

  Je me sens sûre de moi à l'intérieur et à l'extérieur.

  J'entends la vendeuse dire : « Ce paréo n'a jamais été aussi bien porté ».

• *Résultat :* Sylvie s'est comportée plus vite en « mince » (au bout d'un mois et demi), changeant une partie de ses accessoires, sa démarche et surtout son comportement alimentaire dès les premiers jours. Elle a trouvé un rythme de croisière entre la préparation de ses menus de la semaine et ses invitations amicales et repas d'affaires. Amis et collègues ont apprécié de la voir « renaître » avec un visage plus lumineux et un sourire plus souvent présent.

5. À vous de jouer : mode d'emploi

Reprendre chaque étape du processus développé pour Sylvie :

• Mettre en place les deux registres : la condition de souillon que vous vivez (la ressentir dans son intensité de refuge et dans ses désagréments) et la condition de princesse (la ressentir pleinement dans des scénarios en imagination) avec toute la joie qu'elle vous procure.

• Revenir dans la condition actuelle de souillon, tout en préparant 10 à 15 mn par jour, en imagination, les scénarios de la princesse jusqu'au moment où elle pourra se vivre au grand jour : une perche vous sera tendue, un petit signe de la vie. Considérer que c'est une sorte de préparation à vivre votre vœu (la princesse) tout en rendant hommage à la condition de souillon (la peau d'âne) qui vous a servi de protection tant que la princesse n'était pas assez solide pour sortir au grand jour.

- Continuer les scénarios jusqu'à ancrer ce désir dans votre vie et le faire devenir réalité.

La clé du vide : Conte n° 5

Les trois plumes (Grimm)

1. Les contes commencent toujours mal !

Le héros, le Simplet, se sent seul, soutenu ni par son père, ni par ses frères. Même sa plume ne prend aucune direction particulière : elle tombe à ses pieds. C'est dans ce « vide », grâce à son apparente malchance qu'il va rencontrer le couronnement. Et vous, quel « vide » de votre vie vous a marqué ? Aimeriez-vous le transformer en couronnement ?

Si le héros, le Simplet, était resté fixé sur le ressenti du choc émotionnel de *vide* et de *solitude,* il aurait pu prendre quelques kilos...

2. L'objectif

Retrouver des vœux chers à votre cœur. À chaque vœu, épingler une devise qui le résume avec force, comme le Simplet qui fait ses actions (chercher le plus beau tapis, la plus belle bague, la plus belle femme) pour le vœu cher à son cœur : le contentement du père. Pratiquant ainsi, cela lui donne le courage d'affronter son vide et l'isolement par rapport à sa fratrie. À force de répétition, de maintenir son cœur (son vœu) et ses actes de bravoure, il sera couronné.

3. Le moteur

Maintenir avec la même ardeur ses vœux, sous forme de devise, et les actes du quotidien à réaliser. Ainsi, je fais tel acte quotidien pour la réalisation de mon vœu (ma devise en rappel du vœu).

4. Application : le cas pratique d'Annie

- **La situation** : Annie ressent un vide dans son domaine professionnel : elle est photographe et n'a pas de réseau pour se faire publier ou exposer. Ce vœu sera traité avec un autre vœu cher à son cœur
- **Prendre tour à tour deux ou trois vœux qui semblent difficiles à réaliser.**

  - **Vœu n° 1** : être reconnue pour mon art (la photographie)

    Le besoin : l'épanouissement.

    Quel « miracle » de vie est demandé ? Se sentir unifiée.

    Quels bouleversements de vie ce miracle pourrait-il entraîner ?

    - Apporter une sécurité dans la vie matérielle.
    - Valoriser mes talents.
    - Être mieux dans ma peau.

    Quel(s) scénario(s) virtuel(s) la vie peut-elle imaginer pour Annie ?

    - Proposer un lieu d'exposition.
    - Trouver un éditeur pour publier les photos.
    - Rencontrer des journalistes d'art.

    Formule de la devise : « la merveille de l'esthétique ». La devise est un rappel imagé du vœu.

  - **Vœu n° 2** : s'ouvrir à une relation amoureuse.

    Le besoin : expression pacifiée des émotions et compréhension des expériences acquises.

Quel « miracle » de vie est demandé ? Retrouver son centre.

Quels bouleversements de vie ce miracle pourrait-il entraîner ?

- Expérimenter une capacité à donner et à recevoir sans crainte, avec naturel et légèreté.

- Savourer la confiance sans être sur le qui vive.

Quel(s) scénario(s) virtuel(s) la vie peut-elle imaginer pour Annie ?

- La personne rencontrée prouve dès la première rencontre que je peux lui faire confiance.

- La rencontre se fait dans un cadre familier (entre amis, en stage, à la faculté).

Formule de la devise : « la merveille de l'insouciance ».

- **Lister les actions du quotidien pour les deux vœux :**

  J'achète aujourd'hui les cadeaux de Noël.

  Je prends un rendez-vous chez le coiffeur.

  Je termine mon mémoire de faculté.

  J'achète des cadres pour mes meilleures photos.

  Je réserve mon billet de train pour le séjour en Provence

  Je téléphone à mon percepteur.

- **Croiser un vœu et une action au quotidien, le lendemain changer** : croiser le même vœu avec une autre action de la liste. Faire cette action pour que le vœu vive et se concrétise ! Puis, prendre un autre vœu et le croiser avec une autre action. Et ainsi de suite. Par exemple pour Annie : un vœu « pour la merveille de l'esthétique », une action « je réserve mon billet de train pour le séjour en Provence ». Elle continue : un vœu « pour la merveille de l'insouciance », une action « j'achète aujourd'hui les cadeaux de Noël ».

- *Résultat :* Annie a accepté de contacter des journalistes et des professionnels dans des salons annuels, même sans être connue. Elle a obtenu deux rendez-vous dont un a eu le résultat suivant : une de ses photos va figurer sur le mur d'une maison photographiée pour un magazine de décoration où son nom sera mentionné. C'est un encouragement pour la réalisation de la « merveille de l'esthétique » !

5. À vous de jouer : mode d'emploi

Reprendre chaque étape du processus développé pour Annie :

- Croisement d'une devise (un vœu cher au cœur) avec une action du quotidien.
- Choisir une devise et ressentir la joie de ce vœu accompli (ce que je vois, ce que j'entends, ce que je sens). Puis lui associer une des actions de la liste. Accomplir cette action en hommage à la devise (rappel imagé du vœu) pour la concrétisation de ce vœu. Exemples : pour la réalisation de la « merveille de l'insouciance » (je me ressens dans cette future relation amoureuse en confiance), *croisement avec l'action à accomplir* : j'achète les cadres pour mes meilleures photos ; pour la réalisation de la « merveille de l'esthétique » (je ressens l'émotion de voir mes photos exposées), je téléphone à mon percepteur.
- À noter : les tâches et actions paraissent plus légères quand elles sont réalisées pour une devise forte, en perspective de la réalisation d'un vœu. Chaque jour ou en cours de journée, changer d'actions et les associer à l'un de vos vœux imagé par une devise. Quand une action est achevée, la remplacer par une autre. Elle sert de « nourriture » pour vivifier la devise et le vœu.

La clé de la peur : Conte n° 6
Frérot et Sœurette (Grimm)

1. Les contes commencent toujours mal !

Frérot et Sœurette sont poursuivis par leur marâtre, une sorcière, qui veut les anéantir. Frérot est transformé en faon. Aidé de Sœurette, il consent à vivre pleinement sous cette forme animale, avec toutes les sensations qui y sont reliées, jusqu'à un point de vue résolutoire. Et vous, souhaitez-vous sortir du choc de la *peur* par les cinq sens, en projetant votre attention sur l'environnement sensoriel immédiat ?

Si les héros, Frérot et Sœurette, étaient restés fixés sur le choc émotionnel de *la peur* de la sorcière, ils auraient pu prendre quelques kilos...

2. L'objectif

- Défocaliser son attention de la peur qui enferme et fige.
- Trouver par inspiration un point de vue libérateur qui offre une nouvelle orientation.

3. Le moteur

- Désapprouver l'enfermement d'être pris dans cette peur comme dans un piège.
- Mettre en route une autre dynamique en explorant et en ressentant différents points de vue sensoriels (au moins trois parmi : ce que je vois, ce que j'entends, ce que je sens, tactile, olfactif, gustatif) d'où surgira un point de vue libérateur : l'enfermement desserrera son étau.

4. Application : le cas pratique de Nicole

- **Son obstacle** : enfermement de Nicole dans la peur de ne pas réussir son amincissement, ce qu'elle désapprouve fermement.

- **Elle se met en observateur de l'enfermement en portant son attention sur ses sensations par les cinq sens** : *« Je suis l'observateur qui fait exister* les battements de mon cœur dans mon corps (je sens), je vois la couleur verte de la plante devant la fenêtre, j'entends le craquement de la biscotte sous ma dent, je sens (tactile) la douceur du coussin de soie, je sens (olfactif) l'odeur des pivoines du salon, j'ai la sensation de mon dos appuyé sur le sofa (tactile). » Nicole démultiplie les points de vue pour savourer la liberté de son esprit à se mouvoir dans différentes situations tout en gardant en mémoire l'obstacle (peur de ne pas réussir son amincissement). Soudain surgit un point de vue libérateur qui éloigne le point de vue de fermeture et remet en dynamique en desserrant l'emprise de départ. De même qu'on ne chasse pas un cauchemar : à côté des sensations négatives, on fait exister des sensations neutres ou positives !
- **Le point de vue libérateur de Nicole** : en redécouvrant la sensation tactile de mon corps (dos contre le sofa) et le craquement de la biscotte sous la dent, je sais que je peux renouer avec lui pour que nous « fassions équipe » au lieu de voir mon corps comme un ennemi (transformer le tyran en allié).

5. À vous de jouer : mode d'emploi

- **L'obstacle** : énoncer l'enfermement dans la peur (de s'affirmer, de ne pas réussir...) et le désapprouver fermement.
- **Se positionner en observateur de l'enfermement en portant son attention sur ses sensations par les cinq sens, dans son environnement sensoriel immédiat** (ce que je vois, ce que je sens – tactile, olfactif, gustatif – ce que j'entends) : *« Je suis l'observateur qui fait exister* telle et telle sensation ».
- **Démultiplier les points de vue** pour savourer la liberté de son esprit à se mouvoir dans différentes situations tout

en gardant en mémoire l'obstacle. Jusqu'à ce que surgisse un point de vue libérateur qui desserre l'emprise de départ.

- **Le point de vue libérateur** : en redécouvrant les sensations, laisser émerger le point de vue libérateur qui desserre l'emprise de départ. Ressentir cette liberté de mouvement.

La clé de l'exil : Conte n° 7

La fanfare de Brême (Grimm)

1. Les contes commencent toujours mal !

Les quatre héros, l'âne, le chien, le chat et le coq sont épuisés, en bout de course. Là où ils se trouvent, il n'y a point de salut : ils doivent s'exiler. De cet exil, en suivant la fulgurance d'un rêve fou, ils vont renaître à une autre vie. Et vous, souhaiteriez-vous revisiter *l'exil* avec les miracles que peut produire l'énergie du désespoir ?

Si les héros étaient restés fixés sur le seul choc de l'exil, ils auraient pu prendre quelques kilos...

2. L'objectif

Se réveiller à la vie grâce au vrai sens des choses et à un vieux rêve qui conduit à une régénération.

3. Le moteur

- Chercher de vieux rêves (rêves d'enfant, d'adolescent, de jeune adulte) enfouis dans la mémoire qui pourraient vous mobiliser. Suivre ce fil. Il vous conduit peut-être sur un rêve fou qui vous réveille.

- Dans l'exil, retrouver quel espoir, quel(s) projet(s) étaient présents. Les exhumer : quelle essence de ces rêves pourrait encore vous vivifier ?

4. Application : le cas pratique de Mario (voir p. 204)

- Un des vieux rêves (un peu utopique) de Mario, exilé d'Argentine, est que les peuples se connaissent et se comprennent. C'est ainsi qu'il a abordé son exil en France : une adaptation à sa nouvelle terre sans perdre ses racines.
- Il a conjugué son processus d'amincissement avec son vieux rêve : ainsi, il a créé ses ateliers bi-mensuels où il propose un thème culturel géographique ou ethnique. Sur l'ethnie ou le pays sélectionné, chacun apporte un texte, un poème, une chanson et deux symboles ou objets en rapport avec le thème en expliquant l'usage de l'objet ou ce qui l'a touché dans cet objet, et un plat à déguster par chacun en gourmet. Chaque invité devine au moins deux saveurs présentes dans chaque plat pour se délier les papilles !
- *Résultat* : Mario a renoué avec son vieux rêve d'harmonisation et de connaissance entre les différentes cultures... à son échelle, ce qui est déjà beaucoup, tout en aidant à son amincissement.

5. À vous de jouer : mode d'emploi

- Rechercher la graine de vie et d'espoir cachée dans de vieux rêves de jeunesse ou d'exil ou imaginer le rêve fou qui pourrait vous mettre en marche tout de suite.
- Suivre ce rêve, à votre échelle, en l'adaptant à votre vie. Il peut la vivifier et donner une nouvelle orientation.

La clé du rejet d'une partie du corps : Conte n° 8 Hans mon hérisson (Grimm)

1. Les contes commencent toujours mal !

Désespéré d'être sans enfant, un paysan émet le vœu d'avoir un héritier, dut-il être un hérisson ! Et le voilà exaucé. Hans, son fils, est mi-homme, mi-hérisson. Une partie de son corps est étrangère, inhumaine, du moins pour ses parents. Une « monstruosité » que Hans va sublimer. Et vous, si vous transformiez une partie détestée de votre corps en force de vie, quel serait le résultat ?

Si le héros, Hans mon hérisson, était resté fixé sur le choc dû au *rejet d'une partie du corps*, il aurait pu prendre quelques kilos...

2. L'objectif

Se défocaliser d'un point de vue enfermant dans la façon de vivre une partie de sa vie ou de son corps.

3. Le moteur

- Identifier le point de vue ou une situation de fermeture qu'il serait bon de vivre autrement : mon esprit, là, est focalisé sur quoi ? Imaginer les autres points de vue sensoriels possibles (les cinq sens) et les lister.
- Faire une liste de 4 ou 5 points de vue sensoriels, en les ressentant un par un, en intégrant le point de vue de fermeture comme un des points d'appui parmi tous les points de vue évoqués. Tourner plusieurs fois comme une ronde sans s'arrêter sur aucun : point de vue 1 (point de vue d'enfermement), point de vue 2, 3, 4, 5 et recommencer encore et encore. Se ressentir comme un être global : l'aspect « monstrueux » pris dans le vertige des sensations des autres points de vue.

• Laisser émerger un fil conducteur vivifiant et le transformer en *haïku*. Le *haïku* est un poème japonais très court, « un instant-poème, une étincelle jaillie de la confrontation permanente entre le présent et l'éternité (...). L'attention se centre sur un ou deux détails à même de dire la totalité d'un ensemble »[1]. Quatre exemples de *haïku* :

Je quitte le temple zen
j'entre
dans la nuit étoilée !

Énamouré
le chat oublie le riz
qui colle à ses moustaches

Au doigt de bébé
s'accroche
l'arc-en-ciel

La lampe éteinte
les étoiles fraîches
se glissent par la fenêtre

4. Application : le cas pratique d'Adeline

• **La « monstruosité »** de Adeline : mes hanches très méditerranéennes. Cet enfermement me rend triste.

• **Les autres points de vue sensoriels** (ce que je vois, ce que je sens – tactile, olfactif, gustatif – ce que j'entends) :
  - Couleur orangée des roses épanouies dans le vase, reflets d'or et contraste avec le vert des feuilles (visuel).
  - Essence de vétiver sur le brûle-parfum qui rappelle subtilité, éclat (olfactif).

1. Extrait de *Haïku : anthologie du poème court japonais* de Corinne Atlan et Zéno Bianu, éditions Poésie Gallimard.

- Fourrure rase et douce de mon manteau rouge sur la chaise (tactile).
- Élan des blés d'or en décoration dans une jarre, symbole d'assurance (visuel).

• **La ronde des points de vue** :
  - Mes hanches très méditerranéennes, tristesse (le point de vue monstrueux).
  - Couleur orangée des roses épanouies dans le vase, reflets d'or et contraste avec le vert des feuilles (visuel).
  - Essence de vétiver sur le brûle-parfum qui rappelle subtilité, éclat (olfactif).
  - Fourrure rase et douce de mon manteau rouge sur la chaise (tactile).
  - Élan des blés d'or en décoration dans une jarre, symbole d'assurance (visuel).

• **Reprendre la ronde encore et encore** avec l'ensemble des points de vue jusqu'à l'émergence du fil conducteur.

• **Émergence du fil conducteur** comme une synergie des différents points de vue. Pour l'exemple d'Adeline : comment vivre l'assurance, la puissance de mes hanches méditerranéennes avec élégance, avec éclat, de façon solaire.

• **Le haïku d'Adeline :**

Lumière des blés d'or et des roses orangées,
élégance solaire d'une femme parée de fourrure
au parfum de vétiver

• *Résultat* : Avec la ronde des points de vue et le haïku maintenu comme un emblème (écrit et répété pour elle-même quotidiennement, comme le refrain d'une chanson), Adeline a progressivement modifié sa façon de s'habiller : plus lumineuse (elle s'habillait avant « sans couleur », en noir, gris ou marron) ainsi que son maintien : redressée et rayonnante, elle se familiarise de plus en plus avec un port de reine.

5. À vous de jouer : mode d'emploi

- Repérer la « monstruosité » : la partie du corps ou de la vie qui crée problème.
- Installer 4 ou 5 points de vue sensoriels.
- Faire tourner tous les points de vue comme dans une ronde plusieurs fois : la « monstruosité » prise dans le vertige des autres points de vue sensoriels.
- Laisser émerger le fil conducteur, c'est-à-dire l'atmosphère globale dégagée par tous les points de vue.
- S'inspirer des points de vue sensoriels, les reformuler synthétiquement pour créer un *haïku :* le lire, le fredonner au cours des jours qui suivent pour s'en imprégner.

La clé du stress de la silhouette : Conte n° 9

L'homme à la peau d'ours (Grimm)

1. Les contes commencent toujours mal !

Le héros, soldat courageux, se retrouve démobilisé, sans travail, sans toit après la guerre. Démuni et rejeté par ses frères, il rencontre sur sa route le diable qui lui propose un marché : revêtir pendant sept ans une peau d'ours sans se laver, se raser, ni prier. À ce prix, il aura tout l'or qu'il souhaite puis la liberté. Et vous, souhaiteriez-vous découvrir une clé qui permet d'alléger le *stress de la silhouette ?*

Si le héros était resté fixé sur le seul choc de ce stress, il aurait pu prendre quelques kilos...

2. L'objectif

Dans les compensations qui permettent de supporter les « monstruosités » de la vie, dégager la qualité qui attend d'être libérée de cette « peau d'ours ».

3. Le moteur

La qualité émergente est taillée comme une pierre précieuse : la façonner sur le modèle d'une affirmation créatrice qui prend la forme d'une devise : elle sera votre emblème.

4. Application : le cas pratique de Dominique

- **La « monstruosité »** : un physique d'éléphant dans lequel je m'enferme.
- **Les compensations et leur inutilité à terme** : je suis celui qui protège et qui rassure par ses paroles. Mais ça ne peut plus durer car je ne suis pas seulement protecteur et rassurant ! C'est une fuite dans la facilité car ce n'est pas me montrer dans mon entièreté.
- **Le contentement procuré par les sensations** : saveur du plaisir à choisir les mots qui agissent comme un baume et font mouche.
- **Trouver la qualité de lui-même cachée dans ces compensations (un ou deux mots clés dénichés dans le contentement)** : avoir le sens des mots justes.

  À noter : l'enfermement dans la monstruosité du physique d'éléphant – qui avait pour compensation d'être protecteur et rassurant – s'est transformé en qualité active (avoir le sens des mots justes) qui pétille dans la vie de Dominique.
- **La devise** : reprendre l'essence de la qualité et l'enchâsser dans une devise forte et contextualisée dans le temps. La devise notée, répétée et lue au moins une fois par jour donne des effets surprenants : à toute demande, la vie envoie des signes et des indices en écho avec la qualité mise à jour.
  - **Option 1** : « Désormais il ne se passera pas un jour sans que mon sens des mots justes ne soit à l'œuvre dans ma vie ».
  - **Option 2** : « D'ici juin, mon sens des mots justes me donnera l'opportunité de m'affirmer avec une image positive ».

- *Résultat* : ce changement de point de vue a aidé Dominique à se montrer protecteur et rassurant avec plus de discernement, sans systématisme. En même temps que son physique s'affinait, l'image-type du « bon gros » vers lequel il est bon de se réfugier s'est modifiée : il est devenu, dans son travail comme dans le privé, celui qui a la vivacité d'esprit et la créativité pour répondre à de nombreuses situations. Ses relations avec ses amis, sa famille et ses collègues se sont assainies. Il est sorti de l'image-type en travaillant sur le stress de la silhouette, ce qui a modifié... bien plus que sa silhouette !

5. À vous de jouer : mode d'emploi

Reprendre chaque étape du processus développé pour Dominique :

- **La « monstruosité »** : ce peut être une situation ou un ressenti physique (cas de Dominique) mais aussi une situation d'un autre ordre. Exemples de « monstruosité » : je n'ose pas affronter les autres, je vis toute joie de manière étriquée, je ne fais pas assez confiance à ma carrière etc.
- **Les compensations et leur inutilité à terme** : ces compensations qui aident à vivre sont, à terme, une fuite en avant. Elles masquent la vraie qualité qui demande son expression.
- **Le contentement procuré par les compensations** : quel est leur point commun positif ? Quel est leur point d'appui en vous ? Ressentir l'état émotionnel positif à vivre ces compensations. De ce ressenti jaillira la vraie qualité cachée.
- **Qualité cachée dans ces compensations** : un ou deux mots clés forts, dénichés dans le contentement de la compensation.
- **Bâtir une devise circonstanciée autour de cette qualité** : l'essence de la qualité, enchâssée dans une devise

forte et contextualisée dans le temps. Comme toute devise, elle sera votre emblème.

- **Option 1 :** « Désormais il ne se passera pas un jour sans que ma qualité... ne s'exprime ».
- **Option 2 :** « D'ici... (mois, saison), ma qualité... me donnera l'opportunité de... ».

Notes :

La mise en pratique des contes est inspirée des livres de Jean-Pascal Debailleul qui a généreusement posé son regard magique sur ce chapitre. Références : *Vivre la magie des contes* de Jean-Pascal Debailleul et Edouard Brasey, éditions Albin Michel et *Le jeu de la voie des contes* de Jean-Pascal Debailleul, éditions Le Souffle d'Or.

L'intégralité des contes de Grimm est consultable dans *Les contes (Kinder und Hausmärchen)*, volumes 1 et 2 de Jacob et Wilhem Grimm, éditions Grand Format Flammarion. Le conte du Chat Botté est consultable dans *Les contes de Perrault* de Charles Perrault, éditions Le Livre de Poche.

Sur internet, les contes sont consultables via Google en tapant : « contes » et le titre du contes. Exemple : « contes esprit dans la bouteille ». Deux sites ont une collection de contes : www.oursonbleu.free et www.canoea.net. Les versions originales sont à privilégier, mais elles ne sont pas garanties sur internet.

Conclusion

Le travail en synergie des trois paramètres : *le Déclic Minceur* (les 9 clés du portail Minceur), *la motivation Minceur* par les moyens à mettre en œuvre (les techniques mentales simples, la relaxation, le mode d'emploi des contes), et *la navigation Minceur* par le changement du rapport à l'alimentation (Boussole alimentaire) propose un résultat concret et durable. Pour autant, je conseille d'utiliser à l'infini sa créativité afin de puiser les ressources nécessaires à son bien-être physique, moral et psychologique par le biais des outils mis à disposition dans ce livre – tous ceux qui ont été seulement cités comme l'histoire du poids en bande dessinée, les techniques d'affirmation de soi par exemple – d'en inventer de nouveaux pour faire face aux situations qui se renouvellent sans cesse sur le plan de la relation à soi, aux autres, à l'alimentation, au plaisir, à l'approche ludique de la vie et à l'inspiration. C'est le chemin le plus sûr vers l'autonomie et la construction inépuisable de stratégies de succès qui dépassent largement le cadre de la minceur pour épanouir ses trésors de créativité sur tous les niveaux de l'être.

J'espère que ce livre vous aura sensibilisé à la notion de « mincir autrement », notamment en vous apportant au moins trois bonnes nouvelles :

• *La première bonne nouvelle* : il est possible d'arrêter de se maltraiter en sortant des logiques habituelles de restriction (cycle infernal : maîtrise, relâchement : je perds, je reprends, je reperds, je reprends encore plus) pour s'orienter vers le plaisir de s'alimenter (transformer le tyran en allié).

• *La deuxième bonne nouvelle :* comme votre cerveau a su écrire un programme « grossir », il sait le désamorcer et écrire un nouveau programme « mincir ».

• *La troisième bonne nouvelle :* vous êtes capable de vous libérer d'un fonctionnement qui vous fait tourner en boucle pour aller vers un fonctionnement qui s'intègre durablement à votre mode de vie. Cela implique une démarche de changement par l'abandon de mauvaises habitudes (alimentaires, comportementales, cognitives), par la réconciliation du cerveau (ex-bourreau) et du corps (ex-esclave) où chacun devient l'allié de l'autre, par la découverte de nouvelles stratégies qui vous conduisent au plus proche de vous-même.

• *Résultat :* une perte de poids progressive et durable qui intègre la satiété, le goût et la convivialité.

Je voudrais terminer par une métaphore concernant le changement. À mon sens, il existe deux démarches de changement :

L'une est ultrarapide et éphémère : le changement va de l'extérieur vers l'intérieur. Si vous ne savez pas comment vous nourrir, je vous fournis le poisson (tableaux de régimes « prêts à consommer » sans se poser de question). Ce système crée un lien de dépendance car vous restez ignorant et vous dépendez du fournisseur de poisson.

L'autre est progressive et durable : le changement va de l'intérieur vers l'extérieur. Elle demande une période d'installation, mais elle s'inscrit dans le temps. Si vous ne savez pas comment vous nourrir, je vous apprends à pêcher le poisson. Ce système crée un lien d'autonomie et de liberté car, après l'apprentissage, vous savez pêcher votre poisson tout seul.

Personnellement, j'ai opté pour cette démarche de changement concernant la minceur : je vous fournis les 9 clés, la boussole, le carnet de bord, les cartes d'orientation et les règles du jeu. Si vous avez des questions, je vous accompagne pour les premières escales. Bon voyage !

Résumé de la méthode Déclic Minceur

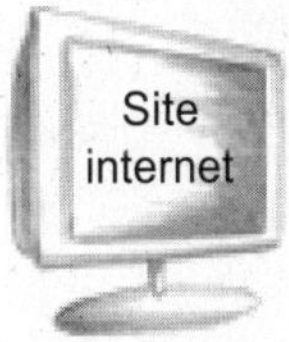

www.declicminceur.fr

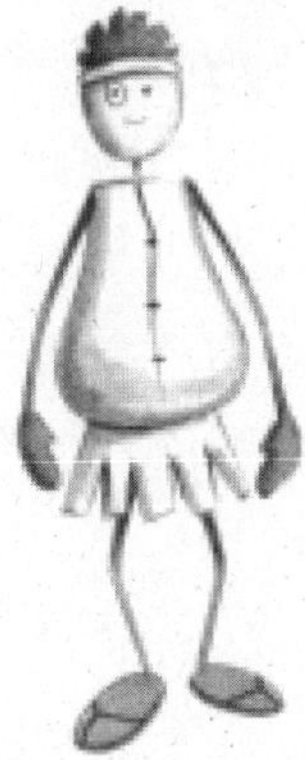

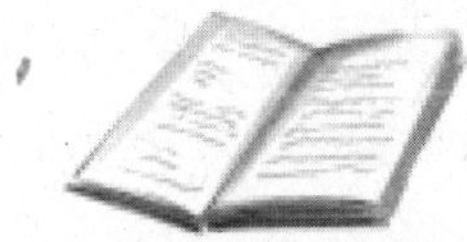

Livre " Votre cerveau vous fait-il grossir ? "

Séminaire

week-end

Déclic Minceur

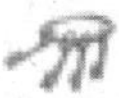 Les 9 clés du portail Minceur : quel est votre Déclic Minceur ?

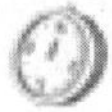 La Boussole alimentaire pour ne pas perdre le Nord !

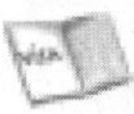 Passeport pour la réussite : techniques mentales et relaxation

Déclic immédiat

Séances individuelles en RV ou par téléphone
Orientation Solution

- Approfondissement du week-end : lever les freins cachés
- L'histoire du surpoids en BD
- Renforcement de la Motivation et de la Navigation Minceur
- Approche comportementale de la nourriture : transformer le tyran en allié
- Approche cognitive : améliorer l'estime de soi, les stratégies relationnelles et l'image du corps
- Redécouverte des 5 sens et d'une nouvelle relation au cours

Amincissement

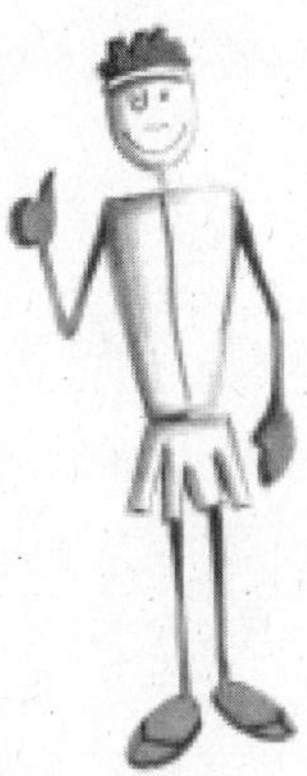

ä ë **Déclic**

Bibliographie

En français

Maigrir, c'est dans la tête, Dr Gérard Apfeldorfer, éditions Odile Jacob

Je mange donc je suis, Dr Gérard Apfeldorfer, éditions Petite Bibliothèque Payot

Anorexie, boulimie, pourquoi ?, Margo Maine, éditions Le Souffle d'Or

Guérir le stress, l'anxiété et la dépression sans médicaments ni psychanalyse, David Servan-Schreiber, éditions Robert Laffont

La méthode Montignac, Michel Montignac, éditions Livre de Poche

Les secrets du régime crétois, Dr Jean-Pierre Willem, éditions Marabout

Maigrir au masculin, Marie Belouze et Dr Arnaud Cocaul, éditions Marabout

Guide des vitamines et oligo-éléments, Dr Serge Rafal, éditions Marabout

Vitamines et oligo-éléments, Dr Gérard Pacaud, éditions Marabout

Vitaminez votre vie, Dr Michel Roussel, éditions Alpen

La table des calories, Dr Philippe Dorosz, éditions Maloine

Mon corps pour me guérir, Christian Flèche, éditions Le Souffle d'Or

Décodage biologique et destin familial, Patrick Obissier, Le Souffle d'Or

Enquêtes psychosomatiques, Dr Salomon Sellam, éditions Quintessence

Aïe, mes aïeux, Anne Ancelin-Schützenberger, éditions La Méridienne, Desclée de Brouwer

Le théâtre de la guérison, Alexandro Jodorowsky, éditions Albin Michel

L'esprit de la magie, Josiane de Saint-Paul et Sylvie Tenenbaum, éditions Interéditions

Efficace et épanouie par la PNL, René de Lassus, éditions Marabout

Femmes qui courent avec les loups, Clarissa Pinkola Estès, éditions Grasset

Le langage du changement, Paul Watzlawick (Institut de Palo Alto), éditions du Seuil

Faites vous-même votre malheur, Paul Watzlawick (Institut de Palo Alto), éditions du Seuil

ABC de la psychologie jungienne, Carole Sédillot, éditions Grancher

La relaxation au quotidien, l'art du bien-être, Geneviève Manent, éditions du Souffle d'Or

L'enfant et la relaxation, Geneviève Manent, éditions du Souffle d'Or

L'assertivité, Eric Schuler, éditions Essentialis

Vivre la magie des contes, Jean-Pascal Debailleul et Edouard Brasey, éditions Albin Michel

Le jeu de la voie des contes, Jean-Pascal Debailleul, éditions Le Souffle d'Or

En allemand

Essen als Ersatz, Geneen Roth, Rowohlt Taschenbuch Verlag

Fatburner, so einfach schmilzt das Fett weg, Marion Grillparzer, GU Verlag

Die Markert-Diät, Dr Dieter Markert, Mosaik bei Goldmann Verlag

Forever young, das Glücks-Kochbuch, Dr Ulrich Strunz, GU Verlag

Pour connaître les dates de Séminaire Déclic Minceur
et contacter l'auteur de cet ouvrage :
01 45 81 49 92 ou 06 75 07 24 15
christine.carstensen@wanadoo.fr
www.declicminceur.fr
ou chez l'éditeur
Le Souffle d'Or

Remerciements

À tous ceux et celles qui ont déposé quelques étincelles lumineuses d'amitié, d'amour ou d'espoir sur ce livre avant qu'il ne voit le jour, notamment à :

Mon Amour,
Mes parents,
Mes très chers amis,
Mes clientes et mes clients,
Mon éditeur,
Mes formateurs,
Et aussi Marie-Claire Astier, Jean-Pascal Debailleul, Nathalie Garçonnet, Colleen Jérôme, Christophe Lacou, Martine Loquet, Agnès Revon

Imprimé en France par :
Dumas Titoulet Imprimeurs
42000 Saint-Etienne
Dépôt légal : octobre 2007
N° d'imprimeur : 46087